国家出版基金项目
NATIONAL PUBLICATION FOUNDATION

总策划　复旦大学医学科普研究所

总主编　樊　嘉院士　董　健所长

心脏内外科专家

聊健康热点

钱菊英　王春生　姜　红　程蕾蕾
（主　编）

U0195646

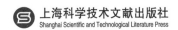

上海科学技术文献出版社
Shanghai Scientific and Technological Literature Press

图书在版编目（CIP）数据

心脏内外科专家聊健康热点 / 钱菊英等主编 . —上海：上海科学技术文献出版社，2024

（医学专家聊健康热点 . 复旦大健康科普丛书 / 樊嘉，董健主编）

ISBN 978-7-5439-9047-0

Ⅰ．①心… Ⅱ．①钱… Ⅲ．①心脏病—防治 Ⅳ．① R541

中国国家版本馆 CIP 数据核字（2024）第 075629 号

书稿统筹：张　树
责任编辑：苏密娅
封面设计：留白文化

心脏内外科专家聊健康热点

XINZANG NEIWAIKE ZHUANJIA LIAO JIANKANG REDIAN

钱菊英　王春生　姜　红　程蕾蕾　主编
出版发行：上海科学技术文献出版社
地　　址：上海市淮海中路 1329 号 4 楼
邮政编码：200031
经　　销：全国新华书店
印　　刷：商务印书馆上海印刷有限公司
开　　本：720mm×1000mm　1/16
印　　张：23
字　　数：288 000
版　　次：2024 年 7 月第 1 版　2024 年 7 月第 1 次印刷
书　　号：ISBN 978-7-5439-9047-0
定　　价：95.00 元

http://www.SSTLP.com

丛书编委员

总主编：樊　嘉（中国科学院院士、复旦大学附属中山医院院长）

董　健（复旦大学医学科普研究所所长、复旦大学附属中山医院骨科主任）

编委会委员（按照姓氏笔画排序）：

丁　红	丁小强	马晓生	王　艺	王小钦	王达辉	王春生
亓发芝	毛　颖	仓　静	任芸芸	华克勤	刘天舒	刘景芳
江孙芳	孙建琴	孙益红	李　娟	李小英	李益明	杨　震
吴　炅	吴　毅	余优成	汪　昕	沈锡中	宋元林	张　颖
陈　华	陈海泉	林　红	季建林	周　俭	周平红	周行涛
郑拥军	项蕾红	施国伟	姜　红	洪　维	顾建英	钱菊英
徐　虹	徐辉雄	高　键	郭剑明	阎作勤	梁晓华	程蕾蕾
虞　莹	臧荣余	漆祎鸣	谭黎杰			

本书编委会

主　编：钱菊英　王春生　姜　红　程蕾蕾

副主编：彭　娟　刘　欢　苏恩勇　曾　军

编　者（按照姓氏笔画排序）：

于　鹏	王丽文	王晓霞	王毓琳	左　政	龙愉良	包丽莲
朱文青	庄　蕾	刘　明	刘　高	刘鼎乾	孙勇新	孙晓宁
李　军	李　婷	李明辉	杨　晔	杨兆华	杨泉林	沈　扬
张　贤	张　峰	张　倩	张　源	张　磊	张书田	张春瑜
陆飞歆	陆云涛	陆振宁	陈佳慧	陈学颖	陈轶洪	陈振航
范佳宁	林　颖	林大卫	季　强	金　旗	金沁纯	周达新
周京敏	周霄楠	赵　刚	胡嘉禄	洪楠超	姚莉莉	袁　霞
顾佳伟	徐亚妹	凌云龙	黄　奔	黄安琪	康　乐	宿燕岗
董忻悦	蒋　昊	程　宽	赖　颢	詹　智	管丽华	漆祎鸣
翟骏宇	黎音亮	潘文志	潘佳钰	潘俊杰	薛　燕	魏　来

总序

　　上海医学院创建于 1927 年，是中国人创办的第一所"国立"大学医学院，颜福庆出任首任院长。颜福庆院长是著名的公共卫生专家，还是中华医学会的创始人之一，他在《中华医学会宣言书》中指出，医学会的宗旨之一，就是"普及医学卫生"。上海医学院为中国医务界培养了一大批栋梁之材，1952 年更名为上海第一医学院。1956 年，国家评定了首批，也是唯一一批一级教授，上海第一医学院入选了 16 人，仅次于北京大学，在全国医学院校中也是绝无仅有。1985 年医学院更名为上海医科大学。2000 年，复旦大学与上海医科大学合并组建成复旦大学上海医学院。历史的变迁，没有阻断"上医"人"普及医学卫生"的理念和精神，各家附属医院身体力行，努力打造健康科普文化，形成了很多各具特色的科普品牌。

　　随着社会的发展，生活方式的改变，传统的医疗模式也逐渐向"防、治、养"模式转变。2016 年，习近平主席在全国卫生与健康大会上强调"要倡导健康文明的生活方式，树立大卫生、大健康的观念，把以治病为中心转变为以人民健康为中心"。自此，大健康的概念在中国普及。所谓"大健康"，就是围绕人的衣食住行、生老病死，对生命实施全程、全面、全要素地呵护，是既追求个体生理、身体健康，也追求心理、精神等各方面健康的过程。"大健康"比

"健康"的范畴更加广泛，更加强调全局性和全周期性，需要大众与医学工作者一起参与到自身的健康管理中来。党的二十大报告提出"加强国家科普能力建设"，推进"健康中国"建设，"把人民健康放在优先发展的战略地位"，而"健康中国"建设离不开全民健康素养的提升。《人民日报》发文指出，医生应把健康教育与治病救人摆在同样重要的位置。健康科普的必要性不言而喻，新时期的医生应该是"一岗双责"，一边做医疗业务，同时也要做健康教育，将正确的防病治病理念和健康教育传播给社会公众。

为此，2018年12月26日，国内首个医学科普研究所——复旦大学医学科普研究所在复旦大学附属中山医院成立。该研究所由国家科技进步二等奖获得者董健教授任所长，联合复旦大学各附属医院、基础医学院、公共卫生学院、新闻学院等搭建了我国医学科普的专业研究平台，整合医学、传媒等各界智慧与资源，进行医学科普创作、学术研究，并进行医学科普学术咨询和提交政策建议、制定相关行业规范，及时发布权威医学信息，打假网络医学健康"毒鸡汤"，改变网络上的医疗和健康信息鱼龙混杂让老百姓无所适从的状况，切实满足人民群众对医学健康知识的需求，这无疑是对"上医精神"的良好传承。

为了贯彻执行"大健康"理念和建设"健康中国"，由复旦大学医学科普研究所牵头发起，组织复旦大学上海医学院各大附属医院的专家按身体系统和"大专科"的分类编写了这套"医学专家聊健康热点（复旦大健康科普）丛书"，打破了以往按某一专科为核心的科普书籍编写模式。比如，将神经、心脏、胃肠消化、呼吸系统的科普内容整合，不再细分内外科，还增加了肿瘤防治、皮肤美容等时下大众关注的热门健康知识。本丛书共有18本分册，基本涵盖了衣食住行、生老病死等全生命周期健康科普知识，也关注心理和精神等方面的健康。每个分册的主编均为复旦大学各附属医院著名教授，都是各专业的领军人物，从而保证了内容的权威性和科学性。

　　丛书中每个小标题即是一个大众关心的医学话题或者小知识，这些内容精选于近年来在复旦大学医学科普研究所、各附属医院自媒体平台上发表的推文，标题和内容都经过反复斟酌讨论，力求简单易懂，兼具科学性和趣味性，希望能向大众传达全面、准确的健康科普知识，提高大众科学素养和健康水平，助力"健康中国"行动。

樊嘉

中国科学院院士

复旦大学附属中山医院院长

董健

复旦大学医学科普研究所所长

复旦大学附属中山医院骨科主任

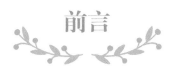

前言

在"医学专家聊健康热点（复旦大健康科普）"丛书中，我们荣幸地参与编写了《心脏内外科专家聊健康热点》一书。本书由复旦大学医学科普研究所精心策划，在樊嘉院士、董健所长领导下，由心内科钱菊英教授、姜红教授、心外科王春生教授、心脏超声诊断科程蕾蕾教授等多位心脏领域权威专家共同主编。本书汇集了六十多位心脏领域的专家智慧，旨在解答公众对心血管健康最为关切的问题。

心脏，作为人体的"发动机"，其健康状态直接关系到我们的生命质量。在社会新闻中，名人心脏问题的出现往往引起公众的广泛关注。正如汽车需要精心维护，心脏的保养同样需要专业知识。公众对心脏健康知识的渴求日益增长，而正确的医学知识在关键时刻更是至关重要。然而，面对海量的医学信息，普通大众往往难以分辨真伪，甚至可能因误解而影响健康。

本书的成书过程，是一次深入的探索和精心的编排。我们从临床医生的角度出发，针对冠心病、高血压、高脂血症等心脏健康热点，进行了深入浅出的讲解。我们的目标是让读者能够轻松理解复杂的医学概念，就像拥有一位常驻身边的心脏医生朋友，随时提供专业的指导和建议。

在阅读本书时，我们建议你带着问题和好奇心来探索。每一章节都旨在解答一个具体的健康问题，同时提供实用的健康指导。我们希望这本书能够成为你了解心脏健康、预防疾病、提升生活质量的宝贵资源。

通过本书，你将学到：

心脏疾病的基本知识和预防措施；

如何正确理解心脏病的诊断和治疗方案；

心脏手术后的康复和生活管理；

心脏健康的日常保养和饮食建议；

如何与医生有效沟通，制订个性化的治疗计划……

我们相信，通过阅读本书，你将获得宝贵的健康知识，为你和你家人的健康保驾护航。

让我们一起翻开这本书，开启一段心脏健康之旅吧！

钱菊英

复旦大学附属中山医院副院长
国家放射与治疗临床医学研究中心执行主任
中华医学会心血管病学分会常委，教授

王春生

复旦大学附属中山医院心脏外科主任
国家心血管外科专家委员会微创心血管外科专业委员会主任委员，教授

姜红

上海市医学会慢病管理专科分会主任委员
上海心肺疾病人工智能工程技术研究中心主任
复旦大学医学科普研究所副所长，教授

程蕾蕾

复旦大学附属中山医院心内科肿瘤心脏病亚专科主任，教授

2024 年 5 月

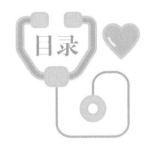

目录

总序 ··· 1

前言 ··· 1

冠心病热点问题

危险因素 ··· 2

　这五类人群易发心绞痛，你在里面吗? ································· 2

临床表现 ··· 5

　耳垂有折痕和冠心病有关系吗? ··· 5

　你真的是心肌缺血吗? ·· 7

急性心肌梗死 ··· 10

　怎么就心肌梗死了呢——血栓是怎么形成的? ················· 10

　心肌梗死急救常识，你知道几个? ···································· 12

介入治疗 ··· 14

　心脏里放支架心里有负担，药物球囊了解一下 ·············· 14

　安装了心脏支架有什么后遗症? ·· 19

　心脏支架会坏吗? 保质期多久? ······································· 22

　一个打磨探头往返一下，就能清除心脏血管内的斑块? ········ 24

外科治疗 ··· 26

　支架和搭桥，哪个更好? ·· 26

　　支架后又阻塞了还有办法吗？ …………………………………… 28

心肌桥……………………………………………………………… 31

　　心肌桥是座什么桥？浪漫？危险？还是…… …………… 31

药物治疗………………………………………………………… 36

　　哮喘能服用阿司匹林吗？ ………………………………………… 36

高血压热点问题

高血压的预防…………………………………………………… 40

　　如何看待自己的血压值？ ………………………………………… 40

　　发现血压升高后，需要做哪些检查？ ………………………… 41

　　高血压会产生什么危害？ ………………………………………… 42

　　高血压的病因有哪些？ …………………………………………… 43

高血压的治疗…………………………………………………… 44

　　降压的目标值是多少？ …………………………………………… 44

　　什么情况下需要紧急降压？ …………………………………… 45

　　一旦启动降压药物治疗，可以停药吗？ ……………………… 46

高脂血症热点问题

高脂血症的危害………………………………………………… 48

　　高脂血症的危害有哪些？ ………………………………………… 48

　　同型半胱氨酸升高有危险吗？ ………………………………… 50

　　为什么说高脂血症是血管硬化的隐形杀手？ ……………… 53

高脂血症的预防………………………………………………… 54

　　瘦人一定不会得高脂血症吗？ ………………………………… 54

　　什么是高脂血症？ ………………………………………………… 56

　　血脂高都是吃出来的吗？ ………………………………………… 58

高脂血症的治疗 ··· 60

选择药物降脂的时机是什么？ ····················· 60

选择降脂药物应注意什么？ ························· 61

血脂降到正常值后可停药吗？ ····················· 62

心律失常热点问题

正常心率 ··· 64

成年人休息时心跳多少次比较好？ ················· 64

心电图 ··· 67

做心电图检查有用吗？能看出什么问题？ ········· 67

心律失常 ·· 70

什么是窦性心律？窦性心动过速、窦性心动过缓怎么办？ ····· 70

什么是心律失常，有哪些常见类型和治疗方法？ ····· 73

预激综合征 ··· 76

什么是预激综合征，它有什么危害？ ··············· 76

早搏 ··· 79

早搏是心脏病吗？ ································· 79

频发室性早搏，有什么危害，能否自愈，要不要做射频消融？ ··· 83

阵发性室上速 ·· 86

突发突止的心慌，或是阵发性室上速 ··············· 86

如何简单区别阵发性室上速和心房颤动 ············· 89

射频消融治疗 ·· 91

什么是心脏射频消融微创手术？ ····················· 91

射频消融微创术后要注意什么？ ····················· 94

房颤的危害 ··· 101

什么是心房颤动，有哪些危害？ ·····················101

房颤的治疗方法······103

房颤有哪些治疗方法，如何选择？······103

房颤的射频消融治疗······105

老年人能不能做房颤射频消融手术，效果如何？······105

房颤的左心耳封堵······108

卒中，原来是"耳朵"惹的祸······108

左心耳封堵术后，还要吃药吗？······110

房颤的外科治疗······113

"迷宫手术"的前世今生······113

起搏器介绍······116

心脏起搏器是什么，有哪些种类？······116

胶囊起搏器来啦······118

起搏器治疗······121

只有心跳慢的人才需要装起搏器吗？······121

什么是希浦系统起搏？······123

起搏器术后······125

起搏器术后有哪些注意事项？······125

起搏好自在，随访保平安······127

植入心脏起搏器后能做磁共振检查吗？······129

起搏器更换升级······132

浅谈起搏器升级······132

心脏瓣膜病热点问题

瓣膜介绍······136

人体中的单向阀——心脏瓣膜······136

主动脉瓣疾病······138

一个看不见的"生命开关"——主动脉瓣······138

拿什么拯救你，我的主动脉瓣？ ································· 140

主动脉瓣关闭不全可以修复吗？ ································· 142

二尖瓣疾病································· 145

二尖瓣狭窄患者应该看内科还是外科呢？ ················· 145

手拉手，缘对缘，简单有效把门关 ························· 147

二尖瓣关闭不全可以修复吗？ ····························· 149

二叶式主动脉瓣，瓣膜可以保留吗？ ····················· 153

三尖瓣疾病································· 156

三尖瓣反流的前世今生 ··································· 156

三尖瓣反流的未来展望 ··································· 159

肺动脉瓣疾病································· 161

一扇被忽视的"生命之门"——肺动脉瓣 ··············· 161

不开胸，修大门——经皮介入肺动脉瓣治疗术 ··········· 164

生物瓣································· 166

如何让生物瓣膜使用得更久一些呢？ ····················· 166

外科治疗································· 168

人造生物瓣膜是什么材料制造的？ ······················· 168

人造机械瓣膜可以终身使用吗？ ························· 171

先天性心脏病热点问题

结构性心脏病································· 174

反复头痛？可能是心脏有个洞 ····························· 174

动脉导管未闭································· 177

脉压差过大？要注意动脉导管未闭 ······················· 177

室间隔缺损································· 180

室间隔缺损需要治疗吗？ ··································· 180

卵圆孔未闭·······························182

　　"多心眼"，可能有危险·······················182

外科治疗·······························184

　　心脏里有个"洞"怎么办？·····················184

　　成人查出先天性心脏病能做手术吗？···············187

肺动脉高压热点问题

诊断·································192

　　超声报告肺动脉高压，我被确诊了吗？·············192

药物治疗·······························194

　　蓝色小药丸还有这功效？——肺动脉高压的降压治疗·····194

　　降压药可以治疗肺动脉高压吗？·················196

心肌病热点问题

病因·································200

　　左心房增大的原因·························200

心力衰竭热点问题

临床表现·······························206

　　什么是心力衰竭？·························206

预防与诊断·······························208

　　心衰离我们有多远？·······················208

临床表现·······························212

　　心衰患者水肿背后的秘密·····················212

　　腿脚肿与心脏有什么关系？·················215

预防·································217

　　治未病——把心衰预防做在前面·················217

诊断······219

心衰的分期与分型······219

治疗方法······224

什么是心脏再同步化治疗？为什么称其为三腔起搏器？······224

心衰患者应该如何灌溉自己的"呼吸之树"？······226

管理······229

心衰到底离你有多远——心衰评估······229

心衰的自我管理······235

心衰的容量管理······239

外科治疗······242

植入人工心脏后会成为机器人吗？······242

大血管疾病热点问题

外科治疗······246

高个子的烦恼——马方综合征的诊治······246

人体内的定时炸弹——主动脉瘤······248

最危险的胸痛——主动脉夹层······251

"溃疡"的主动脉是怎么回事？······254

心外科手术热点问题

微创心外科······258

小切口解决大问题——微创心脏外科手术······258

什么是经导管主动脉瓣置换术？······260

什么是经导管二尖瓣手术？······263

围术期处理······265

心脏手术有年龄限制吗？······265

心脏术后患者在监护室怎么吃？······267

心脏康复热点问题

术后管理·······················272

　瓣膜病置换术后患者的自我管理··············272

　心肌梗死治疗后就万事大吉了？这些禁忌必须了解，

　　可别追悔莫及··················274

运动康复·······················278

　你的身体真的健康吗？·················278

　心力衰竭患者对运动"过敏"吗？············280

心源性猝死热点问题

高危因素·······················284

　发生心源性猝死的高危因素···············284

病因·······················287

　心源性猝死的真面目·················287

　身体这么好，运动会猝死？··············289

　你以为的感冒，可能是致命的心肌炎···········294

心肺复苏·······················296

　救治心脏骤停患者的"黄金四分钟"···········296

　身边有人猝死了该怎么办？··············298

预防·······················302

　心源性猝死的预防需理念先行·············302

　预防心源性猝死的神盾················304

　ICD 是什么？有什么用？···············306

生活管理热点问题

危险因素·······································310

牢记这串数字，让心血管病远离你·······310

如何在冠心病发生之前活到100岁——一个公式测冠心病

风险·······································315

饮食·······································319

心脏病患者能喝茶和咖啡吗？·············319

运动·······································321

人老"心"未老·····························321

夜间健身，是否伤身？·····················323

生活方式·······································326

心脏病与二手烟·····························326

牢记"六做六不做"，保证心脏不受伤·······328

服药·······································333

深海鱼油对心脏有好处吗？·················333

辅酶Q10可以保护心脏吗？·················335

肿瘤心脏病热点问题

抗癌"护心"·······································340

肿瘤患者不可不防"肿瘤心脏病"···········340

肿瘤患者应该知晓的"护心法则"···········343

乳腺癌内分泌治疗会影响血脂吗？·········345

处方笺

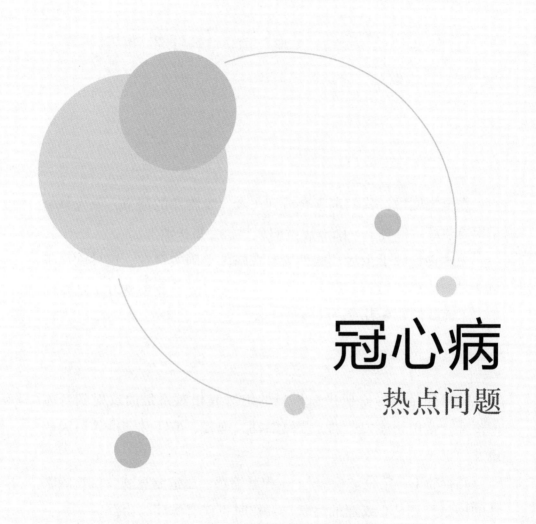

冠心病

热点问题

医师：＿＿＿＿＿＿＿＿＿＿＿

临床名医的心血之作……

危险因素

这五类人群易发心绞痛，你在里面吗？

在电视剧中，我们常常会看到患者突发胸痛的情节，家人赶紧拿出急救药给他吞下，随后患者的症状就会很快消失。

艺术创作源于生活，这种场景在临床上确实存在，这种胸痛很可能是心绞痛。但是，患上心绞痛真不是吃点急救药就好了这么简单，下面我们就来看看心绞痛是什么？

什么是心绞痛？

心绞痛是因为心肌供血供氧的绝对或相对不足而反射到身体的疼痛，常由于体力劳动、情绪激动、饱餐、惊吓和寒冷等原因而诱发。

心绞痛不一定是"绞痛"，压榨紧缩感、压迫窒息感、沉重闷胀性的疼痛等都是心绞痛的症状，发作时可伴有胸闷、出汗、恶心、呕吐、心悸或呼吸困难等症状。

心绞痛的危害有哪些？

心绞痛首先影响的是生活质量，它会引起不同程度的疼痛和活动困难。心绞痛发作时间是不定的，因此会大大影响睡眠质量。此外患上心绞痛后会减少户外活动，随之导致人际关系受到影响，心绞痛患者的心脏比较容易受到刺激，时间长了就会发生心理上的焦虑和抑郁。

易发心绞痛的五类人群

（1）过度劳累是引发心绞痛的原因之一，由于在大量活动后心率急剧加快，导致的心肌供血需要量增加，但是供血却并不能完全保证其需要。劳累后的心绞痛一般在适当休息后就可以缓解。

（2）三高人群患上心绞痛的概率要高于正常人。比如高脂血症患者血压流动较为缓慢，容易使心脏供血不足，诱发心绞痛。

（3）情绪波动过大的人。发脾气、焦虑、过度兴奋……这些情绪波动都能导致交感神经过度兴奋，体内的儿茶酚胺增加，该物质可以促进心跳速度加快，血压上升，心肌耗氧量随之增加。心肌耗氧量和供血之间原有的平衡被打破，便会引起绞痛。

（4）饮食不健康的人。特别是暴饮暴食、喜欢摄入高脂肪含量食物的人群，这样的饮食习惯容易引发腹部胀痛，腹部压强升高，血液大量汇集于胃肠道中，自然就减少了冠状动脉的供血量。供氧量和供血量失去平衡，引起心绞痛。

（5）长期吸烟、喝酒的人。吸烟和饮酒不仅仅容易使肝脏病变，其中含有的一些成分还会加重血管堵塞，诱发血管痉挛，降低心脏扩张能力，从而引起心绞痛。

心绞痛发作时应该怎么办？

休息：发作时立刻休息！一般在停止活动后症状即可缓解。解开患者衣扣，保证氧气充分供应，采取半卧位休息，不需要躺下，不要直立，有条件者可吸入氧气。

药物治疗：最常用的是硝酸甘油舌下含服或舌下喷硝酸甘油气

雾剂。目的是让药物直接从舌头底下的血管进入血液，3~5 分钟就能起效。硝酸甘油的作用，是扩张血管。心绞痛发作时，心脏的剧烈疼痛使人处于极度的恐惧、紧张等不良情绪之中，这对于心绞痛的缓解不利，因而要控制情绪，保持平静的心态。急救药物应该随身携带，特别是外出时。如果服用 10 分钟后不缓解，应立即拨打急救电话，不能忽视。

如何预防心绞痛?

（1）积极控制危险因素：例如患有高血压、糖尿病或者血脂异常者，应积极遵医嘱治疗。

（2）学会放松：生活中应注意要心胸开阔，切不要为一点小事，而大动肝火，要保持良好的心情和心态。

（3）注意气候变化：在严寒或强冷空气影响下，冠状动脉可发生痉挛并继发血栓而引起急性心肌梗死，冠心病患者会感到明显的不适。

（4）健康饮食：饮食清淡，少油少盐，荤素搭配，粗细搭配，饮食多样化。一日三餐，七八分饱。蔬菜、水果、白肉、坚果，什么都可以吃，什么都少吃。每天保证摄入十种食物。

（5）定期体检：如果家族成员中有患冠状动脉疾病或心脏病的，建议定期体检，必要时行冠状动脉 CT 检查，可以早期发现心脏疾病并及早治疗。

（6）适度运动，戒烟戒酒：合理的运动可以预防心绞痛的发生。吸烟、喝酒者心肌梗死和猝死的危险比常人高 2 倍。因此，烟酒当戒毋庸置疑。

（胡嘉禄）

临床表现

耳垂有折痕和冠心病有关系吗?

21世纪以来，冠心病患病率正在突飞猛进地增长，据统计，目前我国冠心病患者已经有1100多万。在人们平时聊天谈论中，冠心病、心绞痛、心肌梗死、心肌缺血等已经是常见词汇（注：心绞痛、心肌梗死是冠心病的不同类型，心肌缺血是对于冠心病发病导致心脏供血不足的一种描述），大家也很关注冠心病有哪些临床表现。有人了解到"耳垂有折痕是冠心病"，下面就来聊一聊"耳垂折痕"这一话题。

耳垂折痕，医学上称为折耳征，早在古罗马时期就对此有所描述。罗马皇帝中五贤帝之一的哈德良皇帝，就死于心血管疾病，而他的双耳垂中有明显的折痕。当时古罗马的御医根据经验，判断哈德良皇帝的耳垂折痕是他患心血管病的身体标记，并且这一说法在西方社会中一直流传到近现代，认为耳垂折痕是动脉粥样硬化的身体标记。

但上述的说法只是基于古籍经验或民间传说，将耳垂折痕与冠心病的真正关系和折耳征的意义进行研究的是美国法医弗兰克（Frank）。

20世纪70年代，弗兰克法医在尸体解剖工作中发现，死于冠心病的人的耳垂皮肤上常常可以看到一条皱纹，这与古罗马耳垂折痕者容易患动脉硬化的传说完全相符。这激发了弗兰克的研究热情，他和临床医生合作对有耳垂皱纹的患者进行了心脏冠状动脉造影检查，结果发现有耳垂折痕的人当中90%患冠心病。弗兰克和他的合作者将研究结果发表在1973年《新英格兰医学杂志》上，他们将这个耳垂皱纹称为耳垂斜形折痕（diagonal ear lobe crease，DELC），后来人们就以法医弗兰克的名字命名这种现象，称为Frank征。Frank征的主要特点是折痕起于耳屏间切迹，止于耳垂边缘，向后下呈45°角，而且长度大于耳垂1/3的斜形褶皱，可见于耳垂的单侧或双侧。

此后耳垂折痕（Frank征）引起了更多医生的重视，50多年来有许多类似的观察和研究，研究结果与弗兰克和他的合作者研究的结果相似，有耳垂折痕的人得冠心病的可能性约为88%。可见耳垂折痕是冠心病的一个重要身体符号，如果一个人有典型的耳垂折痕，他患冠心病的概率在90%左右。因此，如果你发现自己或身边的人有典型耳垂折痕（折耳征），应该引起重视，进行比较细致的冠心病筛查。

不过，耳垂折痕只是冠心病重要的身体外在信号，但不是全部。没有耳垂折痕的朋友千万不要以为就没事哦，如果你有高血压、糖尿病、高脂血症、吸烟、肥胖、缺乏运动和早发性心血管病家族史等因素，则需要引起重视，及早进行冠心病的筛查和预防。

（潘俊杰）

你真的是心肌缺血吗？

经常有患者会对医生说："医生，我心肌缺血……"这时心脏病专科医生的职业病马上就犯了，会反问患者："你为什么说自己心肌缺血呢？有什么证据吗？"结果经过仔细询问和查看患者的相关资料，从专业的角度看毫无心肌缺血的证据。甚至有些人更加离谱，根本没做什么检查，而只是听某位医生说"心肌缺血"，就一直把这个"帽子"戴在自己头上。

先来看一下心肌缺血的医学定义：由于各种原因导致给心脏供血的冠状动脉供血减少，从而导致心脏的供氧减少，使心肌呈现出缺血的状态，严重时甚至可能引起心脏不能正常工作。

那么常见的引起心肌缺血的原因有哪些呢？可引起心肌缺血的原因有很多，冠状动脉阻塞是导致心脏供血减少的直接原因；而血压过低、某些心脏瓣膜病（如主动脉瓣狭窄）、心肌病变（如肥厚型梗阻性心肌病），也会使心脏供血减少引起心肌缺血。目前全球资料显示，引起冠状动脉阻塞最常见的原因是冠状动脉粥样硬化，其他原因还包括心肌桥、冠状动脉炎症（风湿性、梅毒性、川崎病和血管闭塞性脉管炎等）、痉挛、栓塞、创伤以及先天性冠状动脉畸形等。

我们这里讨论一下最常见的冠状动脉阻塞原因——冠状动脉粥样硬化引起的心肌缺血，它占据了平时我们所见心肌缺血的大部分情况，少数少见的情况限于篇幅原因，本书暂且不谈，交给专业心脏科医生判断。

首先，我们来看看是不是所有的冠状动脉粥样硬化都会导致心肌缺血呢？这是个经常会有误区的地方。许多朋友常常会以为，冠状动脉 CTA 或者冠状动脉造影查出来心脏血管里有动脉粥样硬化，就是心肌缺血了，其实由于心脏本身的代偿功能，50% 以下狭窄的冠状动脉粥样硬化一般不会引起心肌缺血症状。当然，在某些特殊情况下，即使本身冠状动脉粥样硬化斑块狭窄程度很轻，但是由于抽烟、工作压力过大、过度疲劳等原因诱发了冠状动脉斑块破裂、痉挛或血栓形成，也会引起严重的心肌缺血，甚至心肌梗死。

怎么判断有没有心肌缺血呢？专业的心脏科医生是通过患者的危险因素、症状、心电图、冠状动脉 CTA、冠状动脉造影结果等进行综合分析判断得出结论。

（1）引起心肌缺血常见的危险因素。

研究发现，容易发生动脉粥样硬化的重要危险因素为高脂血症、高血压病、糖尿病、吸烟、早发性心血管病家族史、肥胖、体力活动少、年龄等。危险因素越多，发生动脉粥样硬化的概率越高，冠状动脉狭窄堵塞的概率也越大。不过，研究资料显示，65 岁以下的女性发病率相对较低。

但是危险因素并不等于心肌缺血本身，有众多危险因素的患者意味着发病的可能性比较高，应该引起重视和注意；而没有危险因素也不过是发生心肌缺血的可能性低，并不是不发生心肌缺血。

（2）心绞痛是心肌缺血发作最典型的症状。

比较典型的表现为前胸阵发性、压榨性疼痛，疼痛部位常见于心前区巴掌大小范围，可放射至心前区与左上肢，劳动或情绪激动时容易发作，休息或服用硝酸甘油后可以好转。

当然，也有一些不典型的心绞痛症状，如活动或劳累后的牙疼、下颌痛、上腹痛，也有许多人只有憋闷感而没有胸痛。

（3）心电图对判断心肌缺血有重要价值。

心肌缺血发作时心电图呈现出 ST-T 改变，而缓解时 ST-T 可以恢复，这是判断心肌缺血非常重要的依据。

有的朋友会说，"我心肌缺血发作时没有条件做心电图，每次到医院查的时候都没啥不舒服，怎么知道我是不是心肌缺血呢？"运动平板试验可以了解你在慢慢增加运动量时候有没有心肌缺血的表现，这是对于普通心电图检查的很好的补充，有时候能发现一些平时心电图没能发现的心肌缺血。当然，如果需要进一步明确了解心脏血管是不是阻塞，可以通过冠状动脉 CTA 或者冠状动脉造影检查确认。

（4）冠状动脉 CTA：通过静脉注射造影剂后进行快速 CT 扫描，然后经过计算机处理，重建获得冠状动脉的模拟图像，可以了解到心脏血管有没有狭窄堵塞。

（5）冠状动脉造影：到目前为止，冠状动脉造影是诊断冠心病心肌缺血的金标准。

通过危险因素的多少、症状是否典型以及心电图有没有动态的 ST-T 改变，可以大致判断一个人是否有心肌缺血，但很多症状不典型的时候需要通过冠状动脉 CTA 或冠状动脉造影来明确。

（潘俊杰）

急性心肌梗死

怎么就心肌梗死了呢——血栓是怎么形成的？

心肌梗死（简称"心梗"）90%以上是由于在冠状动脉粥样硬化病变基础上的血栓形成而引起的，其他约10%由于冠状动脉痉挛、栓塞、炎症、畸形等管腔狭窄闭塞而引起。从上面这句话中，我们可以非常清楚地知道，心肌梗死与血栓形成的关系，即心肌梗死基本上都是由血栓形成引起的，而病变的基础是动脉粥样硬化。下面来讲讲心肌梗死是如何发生的。

当血管壁的内皮由于一些原因发生损伤时，就会激发凝血系统导致血管内壁形成血栓，这有些像河流，如果河道非常整齐光滑，河道边就基本不会藏污纳垢，一旦河道破损便会在相应处污垢横生。

当冠状动脉粥样硬化斑块由于某些原因发生糜烂、溃破之后，血管内皮的完整性就会受到破坏，这时就会产生一个类似于皮肤伤口划破的效应：大量血小板被激活，聚集在被破坏而受损的部位，形成由血小板和血液中以红细胞为主的团块，这个团块就是血栓。上述过程就是冠状动脉粥样硬化斑块破裂导致血栓形成的过程。一旦血栓形成和血栓堆积，血管腔就被完全堵塞，由这段冠状动脉供应的心肌组织迅速坏死，危险正在发生，死神正在一步步逼近！

通过上面这段文字，大家也许就能理解这种现象：有时候心脏血管的斑块不是很严重，只是狭窄堵塞心脏血管，平时毫无症状，但是当斑块一旦破裂，导致血栓形成，一下子就完全堵塞了冠状动脉，相应的心肌血供就被完全阻断，心肌迅速坏死，有时甚至导致了猝死，这就是平时毫无症状而突发猝死的真相。

导致斑块破裂的"某些原因"主要有哪些呢？大量吸烟、精神高度紧张、情绪激动（如突发激动、紧张、愤怒等激烈的情绪变化）、不规律作息、过度疲劳、血压突然升高、暴饮暴食、便秘时用力屏气排大便（老年人尤为常见）、突发寒冷等都可能引起动脉粥样硬化斑块发生破裂，从而触发血栓的形成和心肌梗死。

90%以上的心肌梗死是由于冠状动脉粥样硬化病变基础上发生血栓形成而引起的，因此目前心脏科医生会针对一些心肌梗死的高危人群给予阿司匹林进行预防和治疗。研究证实，这些高危人群使用阿司匹林可以大大降低心肌梗死的发生和减少由于心肌梗死导致的死亡。

（潘俊杰）

心肌梗死急救常识，你知道几个？

随着我国经济快速发展和人民生活水平的不断提高，急性心肌梗死（简称"心梗"）的发病率与死亡率逐年升高。数据显示，我国每年新发心梗病例 60 万例，死亡率在 30% 以上，并呈现年轻化趋势。提升国民对这一疾病的认知与重视，普及心梗的规范化救治过程刻不容缓。

心梗的标志症状是心绞痛，很多患者并不能准确地判断心绞痛，往往会把其他疾病引起的胸痛与心绞痛相混淆，不能准确地服药就医，耽误病情。那么，如何快速又准确地判断心绞痛呢？

最典型的就是胸骨后和心前区压榨样的疼痛，发作时也会向下颌、上肢、颈肩部、上腹部放射。疼痛主要表现为压迫感、挤压感和胸部发紧、发闷，或者胸部不适、不痛快感。值得注意的是，典型心绞痛不表现为针刺、刀割、烧灼或撕裂样疼痛，也不会跳痛。

心绞痛发生时也可能伴有其他症状，最严重的表现为心脏骤停，也就是所谓的猝死；部分人表现为呼吸困难、胸闷、气急等不适；还可能存在烦躁不安、冒冷汗、恶心呕吐、心慌恐惧、晕厥等症状。

一般剧烈运动或情绪激动会诱发心绞痛，但大多数心绞痛由于活动量增加而诱发，平静状态下发病则与冠状动脉痉挛有关。

急性心梗患者往往病情危重，对这部分患者而言，时间就是生命。研究结果显示救治每延误 30 分钟，一年死亡相对风险增加 7.5%。因此，争分夺秒尽早开通梗死动脉是关键中的关键。

11 月 20 日"心梗救治日"的选定也很贴合"时间"这一关键字眼，"1120"主要有两层意思：一是急性心肌梗死发生后要迅即拨打 120，必要时立即实施心肺复苏和尽早除颤；二是急性心肌梗死抢救的黄金时间为 120 分钟，这样可以大大降低病死率和致残率。其中高质量的心肺复苏可以提高生存率，是国民都应该具备的一项急救技能。

急性冠状动脉综合征（包括不稳定型心绞痛和心梗）的危险性并不止于此，抢救手术成功后并不意味着高枕无忧，12 个月内患者仍然危机四伏，而糖尿病、肾功能不全、高龄等众多临床高危因素，都可能使心梗后患者随时再发心梗。

因此，即使心梗手术抢救成功后，心梗患者的长期管理也必不可少，患者应该注意以下五点：坚持服药、运动康复、健康生活、控制多重危险因素和定期随访。

（胡嘉禄）

介入治疗

心脏里放支架心里有负担，药物球囊了解一下

心脏支架，想必大家都已经非常熟悉，随着医学科技的不断发展，一代代药物支架的设计和工艺日渐成熟，严重狭窄的心脏血管在心脏支架手术之后可以重获通畅。但心脏支架对于人体来说毕竟是一个"外来物种"，很多人对它的安全性存有疑虑，于是，21世纪初，德国医生发明了药物球囊。

什么是药物球囊？

药物球囊，就是携带着与药物支架相似药物的球囊。与药物支架相似的是，进行心脏微创介入手术时，医生都要先对狭窄和堵塞的血管进行预处理，也就是大家说的疏通血管，不同的是药物支架最后将留在人体血管内起支撑作用，而药物球囊在和病变血管贴合作用约60秒，等到所携带药物与血管充分作用之后，就撤出人体，不在人体内存留异物。目前大量研究显示，在支架内再狭窄、小血管病变（血管直径≤2.75毫米）、分叉病变等情况下，药物球囊比药物支架更有优势。

药物球囊有哪些优势呢？

从国内外研究数据和临床经验来看，药物球囊的主要优势有以下几点。

（1）不存留异物，药物球囊术后服用双联抗血小板（阿司匹林＋氯吡格雷或替格瑞洛）的时间大大缩短，只需联合使用药物 1~3 个月；而药物支架植入之后则一般需要 12 个月。

（2）出血风险低，由于所需要联合服用阿司匹林和氯吡格雷（或替格瑞洛）的时间很短，出血风险大大降低，适用于高出血风险的人群。

（3）对心脏血管严重狭窄合并外科疾病需要手术者更友好。冠心病血管严重狭窄需要介入手术的患者，在支架术后至少 12 周才能接受外科手术，而药物球囊术后最短 1 个月即可接受外科手术（注：外科紧急手术除外）。

（4）血管弹性保留更好。血管狭窄后植入支架，血管狭窄得到解决，危险得以解除，但存留支架的血管弹性会有所下降，特别是长支架和多个支架植入的情况。而发生支架内再狭窄，在原位置再次植入支架时的血管弹性更是明显下降。药物球囊由于不存留异物，血管弹性保留更好，这也是支架内再狭窄后首选药物球囊治疗的重要原因。

哪些情况更适合采用药物球囊？

综合目前关于药物球囊上市后临床观察数据，药物球囊取得了良好的临床效果，特别是针对以下这几种情况。

（1）原有的支架内发生再次狭窄堵塞：虽然新一代支架再狭窄发生率只有 3%~5%，但再狭窄后再次植入支架常常疗效不好，而药物球囊则是支架内再狭窄的最优选择，目前有大量数据支持支架内再狭窄采用药物球囊。

（2）小血管病变：小血管病变（血管直径≤2.75毫米）支架植入后再狭窄发生率高，目前数据显示药物球囊疗效更好。

（3）分叉病变：血管分叉处狭窄，以往常常采用的是双支架术（如 Crush 或 Culotte 术式），手术操作比较复杂，术后支架内再狭窄发生率也比较高。而主支植入药物支架、分支采用药物球囊，可以大大简化手术方式，减少手术时间，目前数据也显示这一术式更有优势。

（4）高出血风险或近期需要外科手术患者：冠心病需要常规药物治疗，支架术后需要双联抗血小板治疗一年，即使是需要接受外科手术或是具有高出血风险，一般也需要阿司匹林＋氯吡格雷服用3个月。但药物球囊手术之后，联合服用阿司匹林＋氯吡格雷时间最短为4周，4周后可以停用进行外科手术。

（5）其他：大血管病变，慢性闭塞病变，目前也有一些研究支持采用药物球囊治疗，数据显示与支架植入效果相当或更优。

哪些情况不适合采用药物球囊？

药物球囊有这么多优势，是不是任何情况的血管严重狭窄都可以选用它呢？答案是否定的。在严重狭窄的血管微创介入时，医生会对病变进行预处理，如果血管残余狭窄＞30%，或是血管形成严重夹层，影响血管血流，这时药物球囊就得靠边站了，需要用药物支架来解决上述问题。

如何获得更好的疗效呢？

随着药物球囊手术经验不断积累，越来越多的心脏科介入医生认识到，同样是药物球囊治疗，而疗效却大不一样，这是为什么呢？

精准评估很重要。心脏科介入医生要对患者的冠状动脉进行精准评估，除了药物球囊治疗前要进行细致的冠状动脉造影外，对大部分患者进行血管内超声检查（IVUS）是非常必要的。血管内超声检查，可以让手术医生更清楚血管内的结构、血管狭窄处斑块的特征，是脂质斑块、纤维斑块，还是钙化斑块，让医生对于下一步的操作策略了然于胸。

充分预处理是关键。药物球囊治疗前，充分的血管预处理是手术疗效的关键，这也是药物球囊治疗前血管内超声检查的意义所在。

（1）如果血管内超声显示冠状动脉狭窄处主要是脂质斑块，根据血管尺寸通过普通球囊进行预处理就可以了。

（2）但如果是以纤维斑块或钙化斑块为主，需要进行切割球囊和非顺应球囊的反复细致处理，切割球囊上的刀片切开斑块的纤维环或钙化，才能让药物球囊携带的药物与血管发生良好的作用。

（3）如果血管内超声显示斑块处内膜严重钙化，仅仅用切割球囊和非顺应球囊是不够的，这时就需要用到心脏介入血管旋磨仪。血管旋磨仪上有一个镶有钻石的旋磨头，在 120,000~180,000 转 / 分的转速下，将严重钙化的斑块打磨成 10 微米以下的颗粒，这些颗粒足够细，不会堵塞毛细血管，最终回到血液循环，被一种叫作网状内皮系统的"人体机构"所清理，这就是"血管旋磨术"。血管旋磨术可以将人体内严重钙化的心脏血管壁打磨得更平整，药物球囊作用更充分，而且不容易形成血栓。

医生的精准操作及患者的积极配合很重要。目前临床上使用的药物球囊携带的药物多为脂溶性的，药物球囊输送至血管病变处的时间不宜太长；药物球囊与血管病变处作用的时间不宜少于 30~60 秒，在密切观察下一般球囊扩张时间是 60 秒钟。当然，除了上述与手术相关的技术细节之外，冠心病患者坚持良好的生活方式（如戒烟、控制饮食、锻炼等）和维持相关的用药也是让药物球囊手术效果更好的重要保证。

综上所述，药物球囊是冠心病治疗时替代药物支架的一种方法，目前国内外各个心脏中心均已经积累了比较多的经验，从目前的研究和观察数据来看，药物球囊可以替代药物支架的大多数应用场景。这样的药物球囊，你觉得它可爱吗？

（潘俊杰）

安装了心脏支架有什么后遗症？

许多冠心病患者对心脏支架仍然有些疑问，比如"心脏支架安装后有什么不良反应""安装了心脏支架以后会有什么后遗症"等问题和顾虑。我们今天和大家一起聊一聊这方面的话题。

心脏血管内植入支架的过程

（1）严重狭窄或闭塞的血管中先通过一根导丝，导丝的直径一般是 0.014 英寸（0.3556 毫米）。这根导丝便是球囊和支架输送和通过的轨道，导丝通过成功意味着球囊和支架通过的轨道建成，这是成功完成支架手术的第一步。

（2）沿着这根导丝先用球囊扩张一下严重狭窄或闭塞的血管，一般使用 8~12 个大气压进行扩张（部分特别硬化的血管需要更高的扩张压力），这样可以使严重狭窄和堵塞的血管内腔径稍微变大一些，使支架通过病变血管狭小的空隙。这一步是让支架成功输送到位的关键一步。

（3）接下来便是把支架输送到病变部位，扩张支架自带的球囊使支架贴合在血管壁上，撤出支架球囊，支架便释放完成。支架安装后，就贴合在血管的内侧壁。

支架安装后，产生了什么效应？

（1）好的一面：原先严重狭窄（70%以上）的心脏血管的物理学狭窄得到了改善，管腔的内径基本和没有发生病变狭窄的部位相似了。因此，由于心脏血管狭窄所带来的心肌缺血症状，会不同程度地得到改善。重要的主血管狭窄越严重，修通血管安装支架后改善效果也越明显。急性心肌梗死时血管短时间内发生闭塞，病情常常十分凶险，在不能安装支架的年代（20世纪90年代之前），死亡率在20%~30%，随着心脏支架手术的不断成熟和发展，目前欧美国家和我国心肌梗死的死亡率已经降至5%~8%。

（2）不好的一面：目前植入的药物金属支架，对于血管来说是个外来异物，可能会产生以下几方面不良影响。

①药物金属支架携带防止血管狭窄的药物，少数患者对此类药物过敏。

②药物金属支架会慢慢被血管内壁的细胞所覆盖，这一过程大致需要数月至1年的时间，在支架被血管壁细胞覆盖前，金属支架可能会触发凝血系统，导致支架内的血栓形成，严重的会堵塞血管。

因此目前国内外指南均推荐，支架安装后一年内需要进行阿司匹林＋氯吡格雷（或替格瑞洛）双联治疗，以避免血栓形成。不过，即使在规范服用药物的基础上，仍有约0.5%的患者会发生支架内血栓。

③安装了支架后，局部有支架的血管较无支架的"健康"血管弹性会下降，这是安装支架后血管获得物理学通畅所付出的代价。当然，如果有些患者心脏的三根主要血管都发生弥漫性的狭窄和堵塞，需要安装多个支架，这时候心脏科医生往往会建议患者接受冠状动脉搭桥手术。

（3）与是否安装支架无关的情况：部分患者支架内再出现狭窄，

每年再狭窄的概率在 3%~5%。为什么说无关呢？因为，冠心病的病变基础是动脉粥样硬化斑块，动脉粥样硬化是多种因素慢性进展的疾病，即使采取规范的药物治疗，绝大部分患者最好的治疗效果只能达到减慢和延缓动脉粥样硬化的发展，而少数不幸的患者可能仍会快速进展（大部分人可能与其本人没有改变生活方式有关，如仍然吸烟等），只有极少数的患者动脉粥样硬化在规范治疗后有改善。因此安装支架后仍然需要保持良好的生活方式、规范的药物治疗和管理，必要的时候定期复查，以了解支架部位及血管其他部位是否又出现病变发展。

心脏支架的不良反应包括上述几个方面，至于有没有后遗症，目前国内外的研究和观察资料上尚没有发现此类报道。不过，如果需要做磁共振检查，目前建议在支架手术 6 周后进行。少数患者心梗或合并心衰，安装了支架后自我感觉不如发病之前，但这些患者或他们身边的人可能忽略的情况是，在这种心梗或合并心衰的情况下，如果没有把心脏血管重新打通，对于患者来说很可能面临的是灭顶之灾。

希望以上的文字能解开你心中的疑惑。

（潘俊杰）

心脏支架会坏吗？保质期多久？

准备安装或已经安装了心脏支架的朋友，心里常常会有疑惑——"心脏支架安装后能用多久？保质期有多长时间？中间还要不要更换？"

要回答这个问题，我们首先得知道心脏支架所使用的是什么材料。在 20 世纪 80 年代末到 90 年代，医学上第一代心脏支架使用的材料是医用不锈钢（316LSS）；进入 21 世纪后，全球各国所使用的心脏支架材料是钴铬合金、钴镍合金等钴合金材料，并镀有药物膜，即所谓药物洗脱支架。从材料学上讲，不论是最早的第一代支架所使用的医用不锈钢，还是目前新一代药物支架所采用的钴合金，都是不会在数十年内变形或损坏的，也不需要更换，从这个角度看保质期是终身的。

那么，安装支架以后是不是一劳永逸，心脏血管就一直通畅了呢？那你就想太好了！虽然随着近些年来心脏支架工艺和技术的不断迭代和改进，有部分患者在安装了心脏支架之后数年、十几年甚至二十多年，心脏血管一直保持通畅，但是目前医学上尚不能达到安装支架后，心脏血管就不再发生狭窄或堵塞。近 30 年来的研究和观察发现，即使在安装最新一代的心脏药物支架之后，严格遵照目前国际上推荐的药物优化方案治疗，每年仍然有 2%~3% 人的心脏血管可能发生再次狭窄或堵塞，其中主要是血管内再次动脉粥样硬化和增生，少部分（约占0.1%）是支架内血栓。而未戒烟和（或）高血压、糖尿病、高脂血症等未得到控制的患者，血管发生堵塞的可能性更高。

因此，安装心脏支架只是冠心病患者血管严重狭窄堵塞超过70%以上的一种改善血管狭窄的方法，但它不是"包治百病"的"灵丹妙药"，患者仍需要通过改变生活方式、长期坚持药物治疗等多种方式进行综合治疗。

（潘俊杰）

一个打磨探头往返一下，
就能清除心脏血管内的斑块？

近一年多来，网上盛传"一个打磨探头往返一下，就能清除心脏血管内的斑块"的技术，经常有患者问，"医生，这项技术这么好，我的血管堵塞能不能用这个方法疏通一下？"下面，我们就这个话题一起来聊一聊。

要回答这个问题，首先要了解这项技术是什么？查阅国内外相关资料，与这种"一个打磨探头往返一下，就能清除心脏血管内的斑块"的技术最为接近的是冠状动脉旋磨术和定向冠状动脉内斑块切除术。

冠状动脉旋磨术，主要的原理是用镶有钻石的坚硬旋磨头高速旋转，将严重钙化的斑块打磨成 5 微米左右的细小颗粒，这些颗粒由身体系统所清理。这项技术主要的作用是把被严重钙化斑块堵塞的血管打磨平整，以利于支架与血管贴合，是严重钙化血管安装支架前的准备。由此可见，冠状动脉旋磨术并不是网上盛传的那项技术。

再来看定向冠状动脉内斑块切除术。这项技术需要使用定向性冠状动脉旋切导管，它由切刀筒、可旋转式圆形切刀、旋转驱动导管、支撑球囊、鼻式头部和导丝组成。从工作原理来看，定向冠状动脉内斑块切除术与网传的那项技术非常相似。仔细对比网上视频与飞利浦公司网站上的 Phoenix 动脉旋切系统宣传视频，有许多相似之处。但是，网传视频中讲述的根本不是如何消除斑块，而是微创消除和取出尿路结石。显而易见，这是移花接木之作。

我们再来进一步了解一下定向冠状动脉内斑块切除术是否能在未来真正达到微创消除斑块、避免安装支架的可能性。研究资料显示，定向冠状动脉内斑块切除术自 1986 年由辛普森（Simpson）等人发明后，由于钙化血管僵硬阻力较大，切刀筒常常不能到达病灶处，或是由于斑块坚硬，切刀不能切掉病变组织，临床应用效果并不理想，到目前为止没有为大多数心脏介入医生所接受。而 Phoenix 动脉旋切系统目前主要用于膝部的外周血管，效果尚有待观察，短时间内不太可能应用于消除心脏血管斑块。

由此可见，所谓的"一个打磨探头往返一下，就能清除心脏血管内的斑块"的技术是杜撰出来的。

（潘俊杰）

外科治疗

支架和搭桥，哪个更好？

冠心病，全称为冠状动脉粥样硬化性心脏病，是由于各种原因引起冠状动脉狭窄导致心肌组织缺血的一类疾病，故又称为缺血性心脏病。冠状动脉是来源于主动脉的一组动脉，主要有三大分支，包括右冠状动脉（RCA）、左前降支（LAD）、左回旋支（LCX），并发出各自的分支到远处。心脏的作用是为全身各个组织器官供应血液，类似人体的发电机，而这台至关重要的发电机，自身也需要用电，而心脏发出来的电，有相当一部分就是通过冠状动脉来供应心脏，因此冠状动脉的通畅与否对于心脏的正常运作至关重要。

当各种原因，比如粥样硬化、血栓形成、斑块破裂等导致冠状动脉严重狭窄甚至阻塞时，供应心脏的血液受到影响，可导致心绞痛、体力活动能力下降的症状，严重的会引起心肌梗死、恶性心律失常、心力衰竭甚至猝死。

当一位患者被确诊为冠心病后，往往非常焦虑，尤其不知道是选择放支架还是做搭桥手术。其实，冠心病的治疗除了放支架或搭桥手术，其他药物治疗也非常重要，当病情不严重时，应积极针对糖尿病、高血压、高脂血症等基础疾病进行治疗，吸烟者同时戒烟，并口服抗血小板等药物来缓解病情。

当冠心病发展到比较严重的情况时，比如有一支或多支血管狭窄在70%以上，就需要考虑放支架或做搭桥手术。其实上述两种概括方法也比较笼统，"放支架"一般指介入治疗，特点是不需要开胸和全身麻醉，通过穿刺手臂或大腿的血管，把球囊或支架等扩张物引导到狭窄血管处，并使其再次扩张来保障血液通畅。而"搭桥"则指冠状动脉旁路移植手术，需要开胸和全身麻醉，通过获取自身其他部位的血管桥来跨过狭窄的冠状动脉达到重获血流的目的。

对于比较严重的冠心病，选择哪种治疗方案，需要具体问题具体分析，切不可一概而论。比如，单个血管病变，或者血管狭窄位置比较局限的患者，往往可以通过放支架来有效解决，但当出现如下复杂情况则需要考虑搭桥手术：①多支甚至三支主要血管以及其分支均有显著狭窄。②血管闭塞或支架植入后闭塞，难以通过介入治疗方法打通。③因为糖尿病等原因引起弥漫性、长段血管狭窄或闭塞。④治疗冠心病的同时需要治疗瓣膜疾病等心脏病。⑤介入治疗失败的患者。

当然，搭桥手术需要开胸、全身麻醉，其出血、创伤比放支架多，恢复时间比放支架要长。所以大多数患者对搭桥手术有一定恐慌。但随着我国医疗技术的发展，目前搭桥手术的死亡率已下降至接近甚至小于1%，并且发展了微创小切口、机器人辅助和内科"杂交"手术技术等减轻患者痛苦和风险的措施，因此，对于不适合放支架或更适合搭桥的患者，应在专业医生团队的建议之下选择适合个体的治疗方案。

最后需要指出的是，无论选择的是放支架还是搭桥手术，都不能摒弃术后的药物以及生活康复的治疗，切不可术后烟照抽、药不吃，这样无论何种治疗，其疗效都将会大打折扣。

（陈振航　孙勇新）

支架后又阻塞了还有办法吗？

冠状动脉支架术后再狭窄或堵塞在冠心病患者中并不少见。很多接受冠脉支架植入术的患者中，无论是选用了传统金属裸支架还是药物涂层支架，再狭窄的发生率都不低，裸支架再狭窄率接近25%~30%。即使是药物涂层能延缓内皮细胞增生，其再狭窄率仍为15%~20%。多支冠脉病变、血管分叉处狭窄、血管完全闭塞的患者，如选择支架治疗，术后再次堵塞可能性相较简单病变发生率更高，手术风险增加，且显著增加患者的经济负担。因此在冠心病患者首选的治疗方案中，如为多支冠状动脉病变、左主干病变、冠状动脉弥漫性病变及有严重糖尿病等复杂病变的患者，应首选冠脉搭桥术。

支架内堵塞常见原因

发生冠状动脉支架内再狭窄或堵塞的主要原因，是由于冠状动脉支架作为异物植入血管内，容易诱发血管内皮增生，导致支架内再狭窄甚至闭塞。另一种原因为冠脉支架植入时要先行球囊扩张，但球囊扩张后的血管容易发生弹性回缩。支架内堵塞的主要危险因素包括：不规范用药、糖尿病、多支架植入以及患者本身的基础疾病和不良生活习惯，比如患有高血压、高脂高盐饮食、吸烟酗酒等。目前年轻人多见吸烟，这也是冠心病趋于年轻化的重要因素。

支架内堵塞的解决方案

目前冠状动脉支架狭窄或堵塞后的干预，以冠脉搭桥手术作为主要有效治疗手段。很多人对外科手术存在顾虑，潜意识认为手术风险大，开胸创伤大，但其实随着外科手术的进步，冠脉搭桥的成功率接近99%，而且可以一次性解决多个冠脉支架堵塞的多支冠脉病变。在国内大的心脏中心，冠脉搭桥手术已实现微创化，即采用左胸前外侧小切口，通过一个3~4厘米的小切口，即完成多支病变的冠脉搭桥术。而且每一根桥的吻合时间只要6~7分钟。因此无论是年轻患者还是高龄危重人群，冠状动脉搭桥手术都是冠脉支架再堵塞患者安全有效的最佳选择。

此外，还有更重要的一点，冠脉搭桥使用的血管材料都取自于患者自身血管，无论动脉静脉，其长期通畅率均高于目前主流的冠脉支架（支架10年通畅率50%~60%），尤其是冠脉搭桥术中最常用的乳内动脉，更是具有可自我扩张、抑制血管内膜增生的特点，其10年远期通畅率高达95%。

术后管理一样重要

术后形成良好的生活习惯和规律用药意识对于冠心病患者十分重要：①严格执行服用包括阿司匹林、氯吡格雷、降脂药、硝酸酯类等多种药物在内的综合药物方案，尤其是双联抗血小板药物，至少持续至术后1年，阿司匹林如无禁忌需长期服用。②治疗和控制基础疾病，如高血压、高脂血症、糖尿病等。③规律生活，适当运动，低油盐饮食，戒烟。④定期复查冠脉CT，跟踪冠脉支架内再狭窄情况，及时调整用药方案或评估冠脉搭桥干预时机。综上，如患者术后规律服药，高危基础疾病控制得当，生活习惯健康，则大多数患者一生只需要一次冠脉搭桥手术，即可保证心脏充足的血液供应。

由此看来，如果患者已经接受了冠状动脉支架植入术，且出现了支架内再狭窄或堵塞，那么大可不必为后续的治疗过于担心，因为外科医生已经准备了周全的、微创化、具备长期通畅优势、一次性解决多处支架狭窄闭塞问题的安全有效的冠状动脉搭桥方案，消除患者的后顾之忧。

（黄奔　孙勇新）

心肌桥

心肌桥是座什么桥？浪漫？危险？还是……

常常有人会问，"医生，我有心肌桥，会不会有危险？该怎么治疗？"或者是"医生，我老是胸闷、心慌，查了冠状动脉 CTA，说是心肌桥，是什么意思？"下面就"心肌桥"这一话题和大家一起聊聊。

什么是心肌桥？

大多数人可能没有想到，心肌桥其实是一种先天性的发育异常，很多人一出生就有，只是没有去检查，也就没发现这种先天性的心脏疾病。随着年龄增长，心脏机能逐渐发生退化，部分心肌桥的患者会在中年以后出现心肌缺血等相关的症状，这时才会到医院检查，所以往往是在成年或是中年以后才会被诊断出来。心肌桥是非常常见的疾病，目前的统计资料显示，在人群中心肌桥发生率在5%~12%；而在亚洲人尤其是东亚人种（包括我们中国人）中，心肌桥发生率还要更高，近1/3的人存在这种先天性的发育异常。而且临床观察还发现，心肌桥几乎只发生于冠状动脉的左前降支。

左前降支是哪根血管？我们先来看看心脏和为心脏自身供血的血管。心脏就像我们人体的发动机，但发动机也要有供养，而给我们心脏自身供血的血管被称为冠状动脉，这是因为它像一顶帽子（形似"冠"）覆盖于心脏的表面，而其中走行于心脏前部向下的血管称之为左前降支，它提供人体心脏收缩时心肌血供的70%~80%，是人体最重要的一支血管。由于冠状动脉走行在心脏心肌的表面，心脏24小时无间断的心肌收缩工作不会影响和压迫到自身的供血系统——冠状动脉。

但是，当有一段冠状动脉穿行于心肌内，也就是说冠状动脉被心肌组织覆盖，这种情况下心脏收缩就有可能会影响到自身的血供，因为心脏收缩的时候会压迫到自身的供血血管。这种心肌桥压迫冠状动脉（即一段冠状动脉穿行于心肌内）的现象被称为心肌桥。这一段心肌就是那座桥，如果从 CT 重建的图像上看，特别像西湖十景中的"断桥"。这样看来，心肌桥这个命名还是非常形象的。

心肌桥要紧吗？

心肌桥要紧吗？会不会有危险？其实绝大多数心肌桥是不要紧的，甚至许多有心肌桥的朋友没有任何症状。当然，心肌桥的严重程度与它的分型是相关的，冠状动脉被心肌这座桥压得越厉害，症状就会越重，反之可能症状很轻甚至没有症状。目前学术界根据压迫程度将心肌桥分成了表浅型和纵深型两种类型。

所谓的"表浅型"就是指覆盖在冠状动脉之上的心肌桥薄而短，对冠脉血流影响较小，大多数人没有胸闷、胸痛等心肌缺血症状，也没有心电图的改变。

而所谓的"纵深型"是指覆盖在冠状动脉之上的心肌桥厚而长，对冠脉血流影响比较大，"纵深型"心肌桥患者在活动后或心率比较快时，可能会出现胸闷、胸痛等心绞痛的症状，甚至有少数人在休息时也有症状，同时心电图也会出现心肌缺血的 ST-T 改变。

不过，在极少数情况下，心肌桥也会导致心肌梗死，尤其是在纵深型心肌桥合并心肌桥局部的冠状动脉粥样硬化斑块时，由于每一次心跳都会对斑块进行挤压，有时候就会引发局部的斑块破裂和血栓形成，从而引起心肌梗死，导致一系列心肌梗死相关的临床症状及相应的心电图改变。

怎样诊断心肌桥？

心肌桥该如何诊断呢？目前常用的方法主要有两种：冠状动脉CTA和冠状动脉造影。

（1）冠状动脉CTA：是一种通过静脉注射显影剂采用快速CT扫描成像的方法，通过后期软件模拟勾勒出冠状动脉走形及病变情况，可以通过计算机重建的影像了解心肌桥的覆盖厚度和长度。通过冠状动脉CTA显示的心肌桥的覆盖厚度和长度可以诊断心肌桥及判断其严重程度。但是，冠状动脉CTA显示的是一种模拟的静态图像，冠状动脉血流受影响的真实情况无法提供（下图显示的是冠脉CTA图像，箭头指向处是心肌桥的位置）。

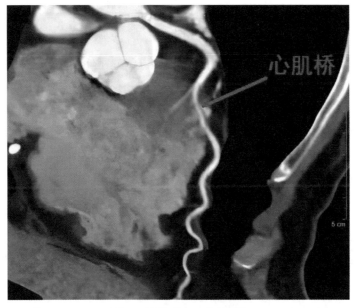

图 1　冠状动脉 CTA 图像

（2）冠状动脉造影：通过直接对冠状动脉注射显影剂，可以在心脏跳动的情况下观察冠状动脉有没有心肌桥、心肌桥的长度以及心肌桥对冠状动脉血流的影响。它对心肌桥严重程度和对心肌供血影响的判断相对比较直观，通过心脏收缩和舒张时对供冠状动脉血的情况的不同来判断心肌桥的厚度（下图是心脏舒张和心脏收缩时心肌桥对血管压迫的对比）。

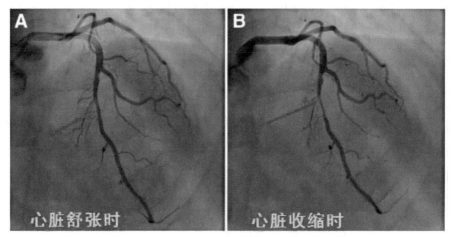

图 2　冠状动脉造影图像

从上面的描述和图像可以看到，冠状动脉 CTA 和冠状动脉造影都可以诊断心肌桥，而在判断心肌桥的严重程度上，两种方法的侧重点不一样。

心肌桥该怎么治疗？

那心肌桥该怎么治疗呢？其实大多数心肌桥往往对心脏供血影响比较少，可以不需要治疗。当心肌桥压迫血管比较严重时，才需要采取治疗措施。

医生一般会采用一些减慢心率、减少心肌耗氧和防止血管痉挛的药物来治疗心肌桥。如果患者出现活动后胸闷、胸痛等症状，根据发作时的心电图和冠状动脉 CTA 或冠状动脉造影综合判断是心肌桥引起的，那么可以根据严重程度给予适当的药物治疗。药物治疗的目的主要是为了减轻心肌桥对于冠状动脉的压迫，改善心肌供血，防止冠脉痉挛等。主要有以下几种药物。

（1）β-受体阻滞剂：如美托洛尔或比索洛尔等。这类药物主要通过减慢心率、减少对冠状动脉受压迫程度和降低心脏耗能，减轻心肌缺血的症状。

（2）钙通道阻滞剂：如地尔硫卓或维拉帕米。这类药物可以减少冠状动脉痉挛的发生。

（3）抗血小板药物：阿司匹林或氯吡格雷等。在心肌桥比较严重时，或者较严重的心肌桥合并动脉粥样硬化斑块，加用阿司匹林或氯吡格雷可以预防冠状动脉中血栓形成。

（4）调脂药物：如果心肌桥合并动脉粥样硬化斑块，可以加用他汀类药物，延缓动脉粥样硬化斑块进展，稳定粥样斑块，减少心肌桥合并斑块破裂引起心肌梗死的机会。

上述四种药物根据具体情况是可以合用的，但必须在心脏科医生的指导下服用。

只有极少数病情极其严重的心肌桥患者，医生才会建议手术治疗。目前主要有心肌桥切除术和冠状动脉搭桥术两种手术方式。心肌桥切除术只是单纯切除心肌桥，以期望解除心肌桥对冠状动脉的压迫，恢复其远端血流，但是心肌桥切除术后许多患者会因为术后局部瘢痕收缩继续引起压迫，少数瘢痕体质的患者术后症状甚至可能更为严重，目前一般不会采取心肌桥切除术。当心肌桥极其严重不能为药物所控制时，可以采用冠状动脉搭桥术。

（潘俊杰）

药物治疗

哮喘能服用阿司匹林吗？

最近看到有的专家在文章中指出，"哮喘的患者不应服用阿司匹林。"哮喘患者是不是真的不能服用阿司匹林呢？

我们先来一起寻根溯源，看看哮喘和阿司匹林之间到底有什么关系。回顾资料，我们不难发现，早在 1922 年维达尔（Widal）医生就首次报道了阿司匹林会引起支气管痉挛导致剧烈哮喘发作，并称为"阿司匹林哮喘"。此后近 100 年间更是有许多相关报道和研究。可见"哮喘患者不应该服用阿司匹林"不是毫无依据的。

那到底哮喘患者能不能服用阿司匹林呢？在回答这个问题之前，我们需要进一步了解阿司匹林哮喘。

阿司匹林哮喘是指服阿司匹林后数分钟至数小时内出现哮喘发作，目前认为与引起支气管收缩的白三烯增多有关。资料显示，我国阿司匹林哮喘的发生率为 0.1%~0.15%。而且如果一个患者存在阿司匹林哮喘，那平时常用的退热止痛非甾体药物如吲哚美辛、双氯芬酸、布洛芬、氨基比林、安乃近、保泰松等也很可能引起哮喘。

另外，目前将阿司匹林哮喘分为三种类型：①启动型，即以前没有哮喘病史。②哮喘基础型，即以前有哮喘病史。③鼻炎基础型，即以前虽没有哮喘但有过敏性鼻炎病史。而在这三种类型中，哮喘基础型约占 50%，鼻炎基础型占 30%，启动型相对较少，在 20% 以下。可见有哮喘或过敏性鼻炎病史的患者发生阿司匹林哮喘的可能性比没有病史的人要高。但资料显示，我国严重哮喘患者服用阿司匹林诱发哮喘的概率约为 0.57%，而欧美人种则高达 7%~14%。

综合上述资料，针对"哮喘患者能不能服用阿司匹林"不能简单用能或不能回答，总结起来有以下几条。

（1）如果某人此前曾经发生过"阿司匹林哮喘"，那他今后必须避免服用阿司匹林，而且还应避免服用其他如吲哚美辛、双氯芬酸、布洛芬、氨基比林、安乃近、保泰松等退热止痛药物，以及所有含有上述成分的制剂，因为它们之间存在交叉过敏。

（2）需要服用阿司匹林的患者，不应因有哮喘病史就放弃尝试服用阿司匹林，因为有哮喘病史发生阿司匹林哮喘的可能性 <1%。

（3）虽然我国阿司匹林哮喘发生率低于欧美人种，但基于有哮喘或过敏性鼻炎病史的患者发生阿司匹林哮喘可能性较高，建议哮喘或过敏性鼻炎患者初次使用阿司匹林时应注意密切观察。

（潘俊杰）

No. 1656802

处方笺

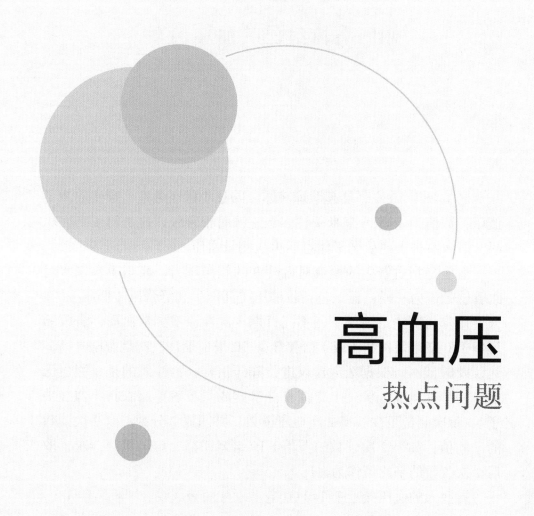

高血压
热点问题

医师: _____

临床名医的心血之作……

高血压的预防

如何看待自己的血压值？

老王今年 58 岁，晨起锻炼身体，路过小区医务室，顺便去测了血压，数值为 150/86 毫米汞柱。老王顿时很紧张，这是得了高血压吗？医务室护士建议老王休息后再次测量血压。

血压是指血管内的血液对血管壁的侧向压力，相当于自来水对水管壁的压力一样。血压包括收缩压（高压）和舒张压（低压）。在未使用降压药物的情况下，不同日期 3 次在诊室测量血压，若收缩压 ≥ 140 毫米汞柱和（或）舒张压 ≥ 90 毫米汞柱，就是血压升高，建议及时就医，根据医生建议进行降压治疗。需注意的是，测血压前应安静休息 5 分钟，上臂需充分暴露或只覆盖单层衣物（勿挽袖子），每次测量至少获得 2 次血压读数，并间隔 2 分钟，取 2 次读数的平均值；如果 2 次读数的差值 > 10 毫米汞柱，应测量第 3 次，取后 2 次读数的平均值作为血压。

有些人的血压接近于 140/90 毫米汞柱的警戒线，即收缩压 130~139 毫米汞柱或舒张压 80~89 毫米汞柱。如果此类人群同时存在冠心病、脑梗死或颈动脉闭塞等血管疾病，也需要通过调节生活方式降压并请医生评估是否需要启动降压药物治疗。当然，血压并不是越低越好，血压低于 90/60 毫米汞柱时，也应及时就医，查明引起血压偏低的原因。

（刘明　姜红）

发现血压升高后，需要做哪些检查?

高血压是常见的慢性疾病之一，被称为影响人类健康的"无形杀手"，发现血压升高需及时就医。如果初步诊断为高血压，需要系统地做多方面的检查，预防高血压带来其他危害。

首先，需要寻找血压升高的原因，明确高血压是否继发于其他疾病，这与高血压的治疗息息相关，毕竟针对病因的治疗才能事半功倍。青年人、血压忽高忽低或使用多种药物仍难以控制血压的人群，更应注重高血压病因的检查。检验项目主要包括肾功能、电解质、肾素、醛固酮、儿茶酚胺、皮质醇等，还需要 B 超或 CT 检查肾上腺或肾动脉有无异常，打鼾的患者有必要进行睡眠呼吸监测。

其次，需要评估血压状态，比如白天血压水平、夜间血压水平和血压节律等，可通过 24 小时动态血压监测进行明确。

最后，需要进一步检查来评估高血压是否已对心脏、脑、肾脏等器官造成损害，可通过心脏彩超、肾脏超声、头颅CT等检查明确。

完成高血压相关检查后，医生可以根据每个人的情况指导高血压的治疗，有助于减轻高血压对器官的损害。

(张磊)

高血压会产生什么危害?

据调查,中国成人高血压患病人数约 2.45 亿,高血压已成为我国居民健康的"头号杀手",其会引起严重并发症,约 62% 的脑卒中和 49% 的冠心病与血压控制不理想有关,严重危害了我国人民身体健康。

血压是血液对动脉壁的侧向压力。高血压是指血压超过了一个压力界值,而动脉长期承受这种压力,将造成重要器官(心、脑、肾、眼等)的损害,也就是说只要有动脉经过的地方,高血压就有可能损害到它。

血压长期控制不佳,可能导致冠心病、心力衰竭、心房颤动、主动脉夹层、脑卒中、肾功能不全、眼底出血等疾病的发生,所以积极控制血压十分重要。

(张春瑜)

高血压的病因有哪些？

有一位 60 岁的阿姨，已经发现高血压 20 年了，平时规律服用降压药，努力将血压控制在正常范围内。最近感觉头晕、手脚麻木，到医院检查后发现，血钾 3.1 毫摩尔 / 升，肾上腺增强 CT 提示左侧肾上腺腺瘤可能，考虑原发性醛固酮增多症。经医生综合评估后暂不需要手术，加用螺内酯口服治疗，症状好转。

高血压分为继发性高血压和原发性高血压两大类。排除继发性高血压之后，才能考虑诊断为原发性高血压。其中，常见的继发性高血压病因包括肾实质病变、肾血管病变、内分泌疾病（绝经期综合征、嗜铬细胞瘤、醛固酮增多症、库欣综合征、甲状腺疾病等）、阻塞性睡眠呼吸暂停综合征、主动脉狭窄等。此外，高血压也受生活因素的影响，比如高盐饮食、肥胖、过量饮酒、长期精神紧张和失眠等，去除诱因在高血压的治疗中非常重要。

如果被诊断为高血压，需要明确高血压是否因其他疾病引起，针对病因治疗后血压可随之下降，且治疗越早，效果越好。

（于鹏）

高血压的治疗

降压的目标值是多少？

很多高血压患者有这样的疑问，"血压降到多少合适呢？是不是只要低于 140/90 毫米汞柱就可以了？"

对于无任何病史、年龄 <65 岁的高血压患者，建议血压控制目标值为 <130/80 毫米汞柱；年龄 65~79 岁的高血压患者，建议血压控制目标值为 <130/80 毫米汞柱；年龄 ≥ 80 岁的高血压患者，建议首先将收缩压降至 <140 毫米汞柱，如能耐受可降至 <130 毫米汞柱。

对于高血压合并糖尿病、高血压合并房颤、高血压合并冠心病、高血压合并心力衰竭、高血压合并病情稳定的卒中患者，需严格控制血压，减少血压对器官造成的损害，建议将血压控制在 130/80 毫米汞柱以下。

对于大多数高血压患者，应根据病情，在 4~12 周内将血压逐渐降至目标水平。年轻、病程较短的高血压患者，降压速度可稍快；老年人、病程较长，有合并症且耐受性差的患者，降压速度可以稍慢。

（刘明）

什么情况下需要紧急降压？

随着高血压知识的普及，越来越多的人开始自测血压，一旦发现血压升高就会很紧张。哪种情形的高血压需要紧急治疗呢？需要立即治疗的是高血压急症，需要在短期内降下来的是高血压亚急症。

高血压急症是指短时间内血压严重升高（通常收缩压＞180毫米汞柱和／或舒张压＞120毫米汞柱），并伴有急性心、脑、肾等重要器官功能损伤的表现，主要包括脑梗死、高血压伴颅内出血、心力衰竭、急性心肌梗死、主动脉夹层、嗜铬细胞瘤危象、围手术期高血压等，会出现头痛、头晕、视物模糊、恶心、呕吐、胸闷、胸痛、心慌、气促、烦躁不安、大汗淋漓、面色苍白或潮红、肢体颤抖、短暂性肢体麻木、运动障碍、失语甚至抽搐、昏迷等症状，常危及生命，需要到医院进行紧急降压治疗。

高血压亚急症是指血压大于180/120毫米汞柱，但不伴有急性心、脑、肾等重要器官功能损伤的表现；也就是说只是测量的血压比较高，并没有明显不舒服的感觉，或只有轻微的头晕、头胀，这种情况需要通过调整降压药，在24~48小时内将血压缓慢降至正常范围。

（苏恩勇）

一旦启动降压药物治疗，可以停药吗？

很多高血压患者会问："我的血压已经正常，还需要继续吃药吗？"有的患者只在血压升高时吃药，导致血压像过山车一样忽高忽低，这对血管损伤很大，很容易造成急性心脑血管疾病；有的患者吃了一段时间的降压药，发现血压降到正常了，就停止吃药了；还有一部分患者因为今日测量血压正常，害怕继续口服降压药物会低血压，就擅自减量或停药，选择隔日血压升高时再用，这些都是不正确的做法。

患者应每日按时服用降压药物，除非出现低血压时可暂缓使用，及时就医调整药物剂量。有一些高血压患者，通过一段时间的药物治疗，再配合健康的生活方式，血压可稳定在正常范围，但受季节温度的影响突然出现血压波动时，要在医生指导下调整药物剂量。一些因肾动脉狭窄等病因引起的继发性高血压患者，通过治疗原发疾病，血压能逐渐恢复正常，也可以在医生指导下调整降压药物，甚至停药。而原发性高血压患者约占高血压发病人群的90%~95%，这部分患者没有明确的病因，只能通过改善生活方式和药物降压，将血压控制在相对安全的范围内，以减少心、脑、肾等重要器官并发症。因此，大部分高血压患者需要终身服药。

（魏莉莉　姜红）

处方笺

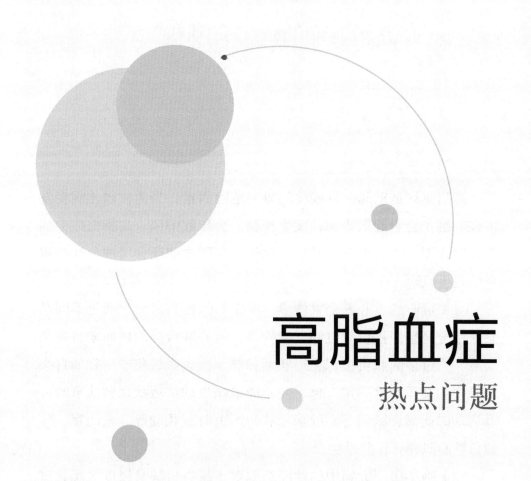

高脂血症
热点问题

医师: _____

临床名医的心血之作……

高脂血症的危害

高脂血症的危害有哪些?

高脂血症是动脉粥样硬化的重要危险因素，当粥样硬化病变发生在心脏，会引起冠心病；发生在脑，会导致中风。高脂血症会加重肝脏代谢负担，引起脂肪肝。此外，高脂血症还会增加急性胰腺炎的发生风险。

（1）冠心病。心脏是人体最"劳累"的器官之一，通过不间断泵血给全身组织提供氧气和营养物质，而心脏自身的供血来自冠状动脉，当过多的脂类沉积在冠状动脉壁，造成血管狭窄，犹如自来水管中的杂质堵塞管道，血流便不能通畅流动。冠状动脉狭窄时可有活动时胸痛、胸闷等心绞痛症状，严重时冠状动脉完全闭塞，导致急性心肌梗死，危及生命。

（2）脑卒中。大脑中的神经细胞对于缺血、缺氧极度敏感，过多血脂导致的脑血管病变和血液黏稠，极易堵塞脑血管，引起卒中，造成脑细胞缺血、缺氧、坏死。卒中患者会出现偏瘫、言语不清、昏迷等症状。

（3）脂肪肝。肝脏是人体重要的代谢器官，当血脂升高时，会增加肝脏代谢的负担，导致肝功能下降，进而影响脂代谢，使脂类在肝细胞内大量沉积，久而久之会形成脂肪肝。

（4）急性胰腺炎。胰腺是人体分泌消化酶的主要器官。当血清中甘油三酯过高时，其分解产物即游离脂肪酸会激活腺泡内的胰酶，从而导致胰腺自身消化，引发胰腺急性炎症反应。

（刘明）

同型半胱氨酸升高有危险吗？

近几年许多高血压患者体检时关注的指标多了一项——同型半胱氨酸，很多医生也认为同型半胱氨酸升高会引起心血管疾病。一起了解一下"同型半胱氨酸升高"这个问题。

同型半胱氨酸是什么？

其实，同型半胱氨酸是一种氨基酸，它的基本结构和氨基酸相同，但不属于人体中 20 种必需氨基酸。同型半胱氨酸在甲硫氨酸（即蛋氨酸，20 种必需氨基酸之一）代谢中产生，它可以甲基化（一种人体内常见的有机化学反应）再合成为甲硫氨酸，或者降解成为半胱氨酸。人类不会通过食物直接摄取同型半胱氨酸，它由甲硫氨酸通过多个步骤转变而来，再在维生素 B_2、B_6、B_{12} 和辅酶等参与下降解成人体能利用的半胱氨酸。

目前研究认为，同型半胱氨酸升高可能与动脉粥样硬化、脑卒中、充血性心力衰竭、年龄相关性眼底黄斑变性、阿尔茨海默病、听力减退、癌症等疾病有一定关联。但是，血液中同型半胱氨酸水平升高是否就会导致以上疾病，目前尚无定论。

目前国际上把血液中同型半胱氨酸水平超过 15 毫摩尔 / 升定义

为高同型半胱氨酸血症，15~30 毫摩尔 / 升为轻度升高，30~100 毫摩尔 / 升为中度升高，>100 毫摩尔 / 升为重度升高。

哪些原因会引起同型半胱氨酸升高？

同型半胱氨酸升高主要有以下五大常见原因。

（1）最常见的原因是同型半胱氨酸代谢酶缺乏，导致同型半胱氨酸不能降解成半胱氨酸而被人体利用。研究发现，胱硫醚 β - 合酶（CBS）使同型半胱氨酸转化成胱硫醚，一旦 CBS 缺乏，便会引起同型半胱氨酸升高，这是同型半胱氨酸升高最常见的原因。同型半胱氨酸代谢酶缺乏主要和遗传因素相关。

（2）同型半胱氨酸代谢的辅助因子如维生素 B_2、B_6、B_{12} 缺乏，也会引起同型半胱氨酸升高。研究发现，叶酸缺乏和维生素 B_{12} 缺乏使高同型半胱氨酸血症的可能性增加 2.5 倍和 2.6 倍。

（3）甲硫氨酸摄入过多。芝麻、油菜、菠菜、小米、莜麦面、菜花、甜菜头、干贝、淡菜、海米等食品中甲硫氨酸的含量比较高，以上食品吃得比较多时，部分人也会发生同型半胱氨酸水平升高。

（4）某些疾病，如慢性肾功能衰竭、甲状腺功能减退症、恶性贫血、恶性肿瘤（如乳腺癌、卵巢癌、胰腺癌）等也会引起同型半胱氨酸升高。

（5）另外，以下这些药物也会引起血液中同型半胱氨酸水平升高：考来烯胺、二甲双胍、氨甲蝶呤、烟酸类（烟酸、阿昔莫司等）、纤维酸衍生物（氯贝丁酯、吉非罗齐、苯扎贝特、非诺贝特）和口服避孕药等。

同型半胱氨酸升高该怎么治疗？

补充维生素 B_6、B_{12} 和叶酸（即维生素 B_9）可以降低血液中同型半胱氨酸水平。研究发现，每天补充叶酸 0.5~5 毫克，大约可以使同型半胱氨酸水平降低 25%。而且，补充维生素 B_6、B_{12} 和叶酸是安全的，副反应发生率与安慰剂相当。

补充维生素 B_6、B_{12} 和叶酸对心脑血管疾病有好处吗？

考克兰（cochrane）图书馆 2017 年最新更新的文章认为，单一或联合补充维生素 B_6、B_{12} 和叶酸，可以显著降低血液中同型半胱氨酸水平，但是这种治疗带来的同型半胱氨酸水平的降低只能略微减少脑卒中的发生率，对冠心病、心肌梗死的发生率以及死亡率并没有帮助。

综合目前关于同型半胱氨酸升高的研究资料认为：①血液中同型半胱氨酸水平升高，与其说会引起冠心病、脑卒中等心血管疾病以及其他疾病，倒不如说冠心病、脑卒中等心血管疾病和其他疾病发生后常伴随同型半胱氨酸升高。②单一或联合补充维生素 B_6、B_{12} 和叶酸，可以显著降低血液中同型半胱氨酸水平，而且是安全的，血液中同型半胱氨酸升高可以采用维生素 B_6、B_{12} 和叶酸治疗。③补充维生素 B_6、B_{12} 和叶酸，只能略微减少脑卒中的发生率，对冠心病、心肌梗死的发生率以及死亡率等并没有益处。

（潘俊杰）

为什么说高脂血症是血管硬化的隐形杀手？

高脂血症是现代人常见的"三高"疾病之一，许多人在体检中发现患有高脂血症，却从来没有任何不舒服的症状，因此不重视该疾病。可是，这个看似不痛不痒的小毛病，其实是导致严重心脑血管疾病的隐形杀手。

血脂中的胆固醇、甘油三酯等增高，长年累月，多余的脂类就会沉积在血管壁上，逐渐形成动脉粥样硬化斑块，使原本柔软光滑的血管内腔变窄、壁变脆、质变硬，失去弹性，随着这些斑块增多、变大，逐渐堵塞血管，使血流变慢，严重时造成血流中断。所以长期未治疗的高脂血症会促使血管内形成粥样硬化斑块，导致血管的损伤和狭窄，重要器官（例如心脏、脑、肾脏等）血管一旦发生狭窄或栓塞，将会导致严重的疾病。许多高脂血症患者常年没有任何症状，而是在出现冠心病、脑卒中时才发现存在高脂血症，高脂血症"隐形杀手"的名号由此而来。

为了在损伤发生之前揪出这个"隐形杀手"，我们需要注意进行常规体检，如果发现高脂血症应及时就医。

（张磊）

高脂血症的预防

瘦人一定不会得高脂血症吗？

大家通常认为有高脂血症的人一定也肥胖，瘦人不需要担心血脂的问题。

然而现实生活中也有不少体形偏瘦的人在体检时发现高脂血症，所以高脂血症和体形之间没有必然联系。血脂水平不仅与脂质的摄入量相关，更取决于身体代谢脂质的能力，脂质代谢的任何一个环节改变都会影响血脂。

血液中脂质成分主要有甘油三酯和胆固醇，其中甘油三酯大部分通过饮食摄取到体内，胆固醇则大部分由肝脏和小肠合成，只有少部分来自食物。长期摄入高脂肪或高胆固醇食物的确容易引起高脂血症。但一些其他因素也不容忽视，例如饮食不规律、厌食、过度饮酒等，这些都会影响脂质代谢，最终导致高脂血症的发生。

部分高脂血症存在家族遗传性，例如家族性高胆固醇血症，是由基因遗传导致的低密度脂蛋白胆固醇水平升高，在儿童期即可出现，家族成员往往伴有早发的心脑血管疾病。

这些患者需要及早发现并应用降脂药物治疗，以避免或延缓心脑血管疾病的发生。

一些疾病也会影响机体脂质代谢，例如肝脏疾病、甲状腺功能减退、肾病综合征、库欣综合征等，都会引起血脂水平升高。应用某些药物也会影响血脂水平，如雌激素、噻嗪类利尿剂、糖皮质激素等。

总的来说，影响血脂水平的因素多种多样，体形偏瘦的人也有必要关注自身血脂水平。

（谢诗瑶　姜红）

什么是高脂血症？

血脂是人体维持基本生命代谢的重要物质，但当血液中的胆固醇、甘油三酯等指标增高时，就要把它当作疾病看待。怎么判断自己是否得了高脂血症呢？

高脂血症（或称高血脂、脂代谢紊乱），是指血清中的总胆固醇（TC）、甘油三酯（TG）、低密度脂蛋白胆固醇（LDL-C）升高，高密度脂蛋白胆固醇（HDL-C）降低。这四项指标也是临床检测血脂最常见的项目。其中 LDL-C 俗称"坏胆固醇"，它将肝脏中的脂类运送到全身各处加以利用，但升高的 LDL-C 带来过量的胆固醇，沉积在血管内壁，是造成动脉粥样硬化的重要"帮凶"。HDL-C 俗称"好胆固醇"，它将胆固醇运回肝脏，经过加工重新利用。如果 HDL-C 升高，那沉积在血管内壁的胆固醇便被运回肝脏，可减少对血管的损害。

高脂血症分为以下四类（未使用降脂药物时）。

（1）高胆固醇血症：总胆固醇水平增高，甘油三酯含量正常。

（2）高甘油三酯血症：血清甘油三酯增高，胆固醇含量正常。

（3）混合型高脂血症：血清总胆固醇、甘油三酯均增高。

（4）低高密度脂蛋白血症：血清高密度脂蛋白胆固醇含量降低。

举个例子，如果血脂化验单结果为：胆固醇 =6.3 毫摩尔 / 升（升高）、甘油三酯 =1.0 毫摩尔 / 升（正常）、低密度脂蛋白胆固醇 =2.1 毫摩尔 / 升（正常），那么就可以被诊断为高胆固醇血症。

（苏恩勇　姜红）

血脂高都是吃出来的吗?

随着经济飞速发展,我国人民的生活条件得到了极大的改善,但高脂血症的人群规模也越来越大,根据最新数据统计,按照目前对于不同危险程度血脂标准,超过 1/3 的成年人存在血脂异常问题,而人群血清胆固醇水平的升高将导致 2010—2030 年期间,我国心血管病事件约增加 920 万。从以前的吃不饱饭或吃不好饭,到如今的营养过剩,许多人一查就发现有血脂高现象,是不是都是因为生活水平高了,吃得好了、吃得多了引起的呢?

血脂是血液中胆固醇、甘油三酯和类脂(如磷脂)的总称,和疾病关系密切主要是胆固醇和甘油三酯;总胆固醇是指血液中所有脂蛋白所含胆固醇的总和,包括低密度脂蛋白胆固醇、高密度脂蛋白胆固醇以及其他所有血液中的胆固醇。目前常用的血脂指标主要包括总胆固醇、甘油三酯以及低密度脂蛋白和高密度脂蛋白,常被称为"血脂四项"。

人体的胆固醇除来自食物外,约 90% 在体内由肝脏和小肠合成,称为内源性胆固醇。人体的甘油三酯也有两种来源:①食物中摄取的脂肪通过肠黏膜吸收,并合成甘油三酯。②肝脏和脂肪组织合成的甘油三酯。来自饮食通过肠黏膜吸收合成的甘油三酯占

20%~50%。由此可见，饮食因素在血脂升高中只是部分因素，胆固醇升高单纯与饮食相关的部分只占10%左右，而甘油三酯因人而异，也不过20%~50%。这就是我们常听到有人说"我吃得真的不多，但血脂怎么这么高呢"的原因所在。

那医生建议除了控制饮食以外，为什么还建议要增加运动锻炼，这是因为血液中测得血脂＝饮食摄入吸收＋体内自身合成和重吸收－身体消耗。当今社会处于工业时代、网络时代并向智能时代跨越，与以往农耕社会的生活模式相比有极大的变化，当下许多人已转换成以脑力活动为主而少体力活动的生活方式。加之社会节奏快，许多人空喊"我要健身""我要运动"口号，但却无法长期坚持有效的运动锻炼。在这种生活模式下，通过饮食吃进去多，而身体消耗又少，血脂升高就不足为奇了，这也是当今社会血脂异常问题高发的主要原因。

导致"吃得不多，血脂很高"的另一个非常重要的原因是基因变异和遗传因素。有部分人不仅饮食习惯很好，平时也坚持运动锻炼，但就是血脂高，这部分人就与基因变异和遗传因素有关，往往是基因变异或突变后导致内源性合成胆固醇和甘油三酯过多引起。这也是我们看到部分血脂升高人群呈现出家族聚集现象的重要原因。

由此可见，血脂升高不仅和我们的生活水平提高后过多的饮食摄入有关，更多时候与我们平时过少的体力活动、消耗过少有关，也与自身基因变异和遗传导致的体内合成过多有关。因此，治疗血脂高需要从这三方面着手，即控制饮食摄入＋运动锻炼增加消耗＋药物治疗减少吸收或合成。

（潘俊杰）

高脂血症的治疗

选择药物降脂的时机是什么?

血脂异常的主要危害是增加动脉粥样硬化性心脑血管疾病的发病风险,个体化降脂治疗对于减少该类疾病的发生十分重要。医生需要全面评估个人的动脉粥样硬化性心脑血管疾病可能发生的风险,根据风险程度,判断血脂的目标范围,然后决定降脂治疗方案。

医生根据血脂及其他检查的结果,首先排除继发性血脂升高的疾病和因素,比如肾病综合征、甲状腺功能减退、是否使用激素类药物等。如有上述情况,应早期治疗原发病,在原发病得到控制的情况下,血脂仍有异常,可开始降脂药物治疗。

然后确定是否有冠心病、脑卒中、颈动脉斑块、下肢动脉斑块病史,如有以上病史,无论血脂是否异常,即刻开始使用降脂类药物,使 LDL-C(低密度脂蛋白胆固醇)控制在 1.8 毫摩尔/升以下,更为严格地控制在 1.4 毫摩尔/升以下,可更加有效地预防心脑血管疾病的再次发生。无动脉粥样硬化性心脑血管疾病的人群,若 LDL-C ≥ 4.9 毫摩尔/升或 TC(总胆固醇)≥ 7.2 毫摩尔/升,应开始降脂药物治疗。甘油三酯 ≥ 5.6 毫摩尔/升时,需立即启动药物治疗,防止急性胰腺炎的发生。

(于鹏 姜红)

选择降脂药物应注意什么？

首先，医生根据个人的血脂水平和肝肾功能情况合理选择降脂药物，对于以胆固醇升高为主的患者，主要选择他汀类药物治疗，若未达标，可联合胆固醇吸收抑制剂或 PCSK9 抑制剂治疗。对于以甘油三酯升高为主的患者，在调整生活方式的基础上，主要选择贝特类、烟酸类、高纯度鱼油制剂等药物治疗。

其次，根据是否合并动脉粥样硬化性心脑血管疾病评估患者的理想血脂目标值。低密度脂蛋白胆固醇（LDL-C）升高是动脉粥样硬化性心脑血管疾病的关键致病因素，控制 LDL-C 水平长期达标是预防和治疗心脑血管疾病的首要措施。所以，降脂药物选择需要以降低 LDL-C 为首要干预靶点，兼顾降低胆固醇和甘油三酯，可单用一种药物，也可以联合用药，终极目标是将 LDL-C 控制在理想水平。

降脂药物不是一成不变的，需要根据复查的血脂、肝肾功能和肌酸激酶水平随时调整药物种类及剂量。血脂管理需要长期进行，通过生活方式管理和药物治疗使患者血脂持续控制在医生要求的目标范围，以最大限度地降低心脑血管疾病发生风险。

（魏莉莉　姜红）

血脂降到正常值后可停药吗？

"医生，我使用降脂药后血脂已经降到正常值了，可以减量或者停药吗？还要吃多久？"

已存在冠心病、脑卒中等疾病的患者，需终身服用降脂药物，药物剂量根据血脂情况由医生调整。因为人体血液中的胆固醇，是导致动脉粥样硬化的重要原因，尤其是低密度脂蛋白胆固醇（LDL-C），是构成粥样硬化斑块的核心物质。因此，有动脉粥样硬化性心脑血管疾病的患者，都应积极将 LDL-C 控制在医生要求的范围内。他汀类降脂药，不仅可以降低血脂水平，还有减缓粥样硬化进程及稳定斑块的作用，以防止心脑血管疾病的发生。切记不可以擅自停药或减量，以降低心脑血管疾病再次发生的风险。

单纯的高胆固醇血症及高甘油三酯血症患者，如果未合并动脉粥样硬化性疾病，可以通过合理膳食、运动、减脂瘦身、戒烟限酒等健康的生活方式进行降脂治疗，但需达到医生要求的目标范围，不可擅自停药，因为高脂血症会促进动脉粥样硬化形成。

服用降脂药物期间需要注意：治疗初期 4~6 周抽血复查肝肾功能、血脂和肌酸激酶等，然后按照医生的指导进行定期随访。

（赵吉）

No. 1656802

处方笺

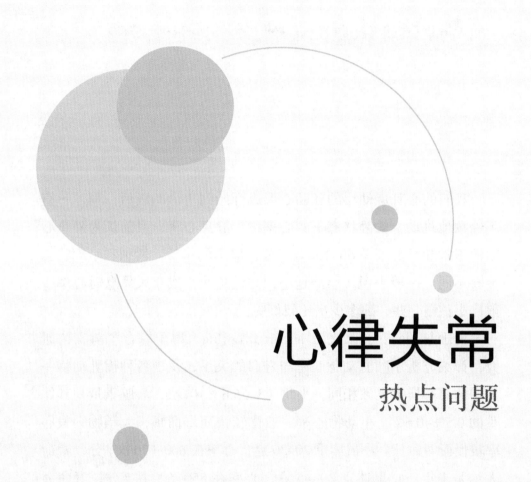

心律失常
热点问题

医师：＿＿＿＿＿＿＿＿＿＿＿＿

临床名医的心血之作……

正常心率

成年人休息时心跳多少次比较好？

我们的心脏从幼小的胚胎心形成开始到生命的最后一刻，一直不停歇地跳动。安静状态下的心率称为静息心率，目前认为静息心率的正常参考范围是 60~100 次／分，但不同年龄、性别和生理状态会有不同。一般来说，年龄越小，心跳越快。成年人休息时心率一般比小孩慢一些，那多少次比较好呢？

美国赫伯特·J. 莱文（Herbert J. Levine）博士综合了前人的研究，详细分析了哺乳动物心率与寿命的关系，发现各种哺乳动物一生中的总心搏数大致相同，平均 $7.3 \pm 5.6 \times 10^8$ 次，心脏重量是其体重的 0.5%~0.6%。小动物心率一般比较快而寿命短，大动物一般心率较慢而寿命长。小鼠体重 20~30 克，心率在 600~620 次／分，寿命大约是 1 年；仓鼠体重 30~45 克，心率在 550~600 次／分，寿命大约是 1.5 年；而鲸鱼体重 80~150 吨，心率在 20 次／分，寿命大约是 40 年。那乌龟的寿命是不是也遵循这一规律呢？观察发现，海龟的心率 6 次／分，它的寿命约是 170 年，总心搏数 5.6×10^8 次，也在哺乳动物的心率 $7.3 \pm 5.6 \times 10^8$ 次范围，只是体重没有鲸鱼那么大（如图 3）。

在动物界心率与寿命成反比关系这一现象已被公认，大家看到

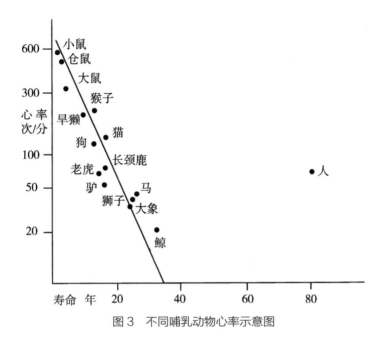

图 3　不同哺乳动物心率示意图

上面的数据一定会想到我们人类是不是也符合这一规律？成年人休息时候的心率在多少次会比较好？

　　研究数据显示，人的平均心跳在 70 次 / 分，总心跳数大约在 29 亿次（29×10^8 次），平均年龄可以达到 80 岁，相似心率下，人的寿命要长于动物。目前主流的看法将人寿命的延长超过动物界归功于医学技术和社会的发展，因为，在工业革命之前，人类的平均寿命不过 35~40 岁。既然动物界心率与寿命成反比已被公认，人类是否也是如此？减慢心率能否延长人的寿命呢？

　　贝内托斯（Benetos）对 65~70 岁身体健康没有心血管病危险因素的老年人进行了观察，男性心率大于 80 次 / 分活到 85 岁的可能性下降 40%，而女性没有这种现象。对于心血管疾病患者（尤其是心衰与心梗后），减慢心率（应用 β 受体阻滞剂，一般建议控制在 55~60 次 / 分），不仅可明显改善症状，而且可降低病死率、延长寿命。INVEST 的研究数据可见减慢心率在适当的范围（如图 4），对于人的健康和延长寿命是有帮助的，相对合适的区间可能是 50~80 次 / 分。

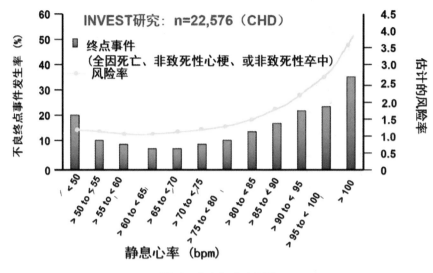

图 4　心率与疾病风险

生理学家指出，心脏每天的工作需要消耗 30~35 千克三磷酸腺苷（ATP），使心率每分钟减慢 10 次，一天可节约 5 千克 ATP，1 年可节省 1825 千克 ATP。生理学家从能源学的角度为心率减慢可以延长寿命提供一种解释，当然心率过慢也是不行的，反而会增加风险。

因此，从现有的观察和研究看来，一般成年人心率在 50~80 次 / 分或 50~70 次 / 分是合适的，如果是慢性心衰或心肌梗死后的患者，心率应该 55~60 次 / 分。但健康成年人心率在 80~100 次 / 分时，是不是需要降低心率，目前尚缺乏更多相应的证据。

（潘俊杰）

心电图

做心电图检查有用吗？能看出什么问题？

　　心电图检查可能是目前医学检查中最为全民所知的一项检查，估计每个人都知道心电图这项检查，大部分人在各种体检或在医院检查中做过。许多人都觉得心电图检查没什么用，因为很多时候结果都是正常的，那心电图还有什么用呢？一张心电图能看出些什么问题呢？下面就一起来聊聊心电图这项最广为人知的检查。

　　心电图，英文叫 electrocardiogram，简称 ECG 或 EKG，它是通过心电描记器从体表记录心脏电位变化的图形，医生通过所记录图形结合患者病史信息进行分析判断。每个医生心电图读图能力不一样，不是心脏科医生遇到心电图有疑问会请心脏科医生会诊。

　　那这么复杂和难以掌握的心电图是怎样来到人间的？这位伟大的开创者是荷兰生理学家 W. 艾因特霍芳（W.Einthoven），他在 1885 年首次从体表记录到心电波形，从此开创了体表心电图记录的历史，艾因特霍芳也因此获得了 1924 年的诺贝尔生物学或医学奖。经过接下来 100 多年的发展，目前的心电图机不仅便携、记录清晰、抗干扰能力强，而且还具有自动分析和智能诊断能力。那一张普通心电图能够提供什么信息呢？

诊断心律失常

心电图可以诊断有没有早搏（常见的有室性早搏、房性早搏）、心房颤动（简称房颤）、心房扑动（房扑）、室上性心动过速、室性心动过速、窦性心动过速、窦性停搏、窦房阻滞、房室传导阻滞、左束支传导阻滞、右束支传导阻滞、逸搏等各种心律失常。

需要指出的是，心电图记录到了相关的心律失常，说明有相关的心律失常；但是心电图没有记录到的情况下，不能认为没有心律失常。这种情况下，24 小时心电图或长程心电监测便有更高的价值，它可以了解在 24 小时或者更长时间内，有没有发生相关的心律失常。

诊断心肌梗死

典型的心电图改变可以诊断心肌梗死，包括急性心肌梗死和陈旧性心肌梗死，以及判断心肌梗死的部位（如前壁心肌梗死、下壁心肌梗死、高侧壁心肌梗死等）。

同样需要指出的是，心电图没有诊断心肌梗死的患者不能认为就不是心肌梗死，需要结合患者症状、相关病史信息、化验及检查资料等综合分析判断。有许多时候光凭一份心电图，即使是最高明、最专业的心脏科医生也难以做出判断，需要复查心电图观察有没有变化，以及根据其他信息综合起来做出诊断。

诊断心肌缺血

通过心电图可以判断心肌缺血，但需要更为审慎一些。大多数时候，即使专业的心脏科医生，仅凭一张心电图而没有其他信息，也难以做出心肌缺血的诊断。更多的时候，心脏科医生会根据多份心电图之间的比对，并结合患者的症状、相关合并疾病以及如运动平板、冠脉 CTA 等检查，做出心肌缺血的诊断。

辅助判断一些心肌病

心电图能够初步看出患者可能有一些心肌疾病，如可以初步判断左、右心房肥大或左、右心室肥大，提示患者可能有某种心肌病。但是有些非专业的心脏科医生也会把一些心肌病的心电图改变，误认为是心肌缺血，这也是目前心肌缺血诊断数量增多的原因之一。

提示一些药物或电解质紊乱对心脏的影响

可以帮助了解某些药物（如地高辛、胺碘酮等）和电解质紊乱对心肌的作用。

可以观察起搏器的工作情况

虽然起搏器的工作情况一般不通过心电图来判断，但是心电图可以为起搏器的工作情况提供一些辅助判断。

虽然诊断心脏病光靠心电图是不够的，但是如果连心电图都不做那是不应该的，不做心电图很容易遗漏一些重要的问题，心电图就像我们平时吃东西时候的普通饭菜，虽然不像山珍海味那样可口怡人，但也是必不可少，能够提供许多重要信息，这也是心脏科医生坚持常规做心电图的原因所在。希望以上关于心电图的内容会对你有所帮助。

（潘俊杰）

心律失常

什么是窦性心律?
窦性心动过速、窦性心动过缓怎么办?

什么是"窦性心律"?

人体正常的心跳由"窦房结"这个"司令部"来掌控,窦房结主导的心跳,就叫"窦性心律",这实际上是对正常心跳状态的一个描述。它有很大的波动范围,随年龄、身体状态或其他合并疾病而变化。在安静状态下,窦性心律的频率在 60~100 次 / 分的范围里,有一定波动,运动时会快些,睡眠时会慢一些。人和人之间的基础心率也有差异,就像酒量有大小,有人总体偏慢,静息在 50~60 次 / 分,有的人偏快,在 90~100 次 / 分,这既有先天遗传因素,也有后天生活方式的影响。

什么是窦性心动过速,什么是窦性心动过缓?

当窦性心律超过 100 次 / 分时,称为窦性心动过速;当窦性心律低于 60 次 / 分时,称为窦性心动过缓。其实两者都是常见现象。人的心率是不断变化的,在走路跑步、干家务、情绪激动时都可能会出现窦性心动过速。在安静特别是睡眠中,可出现窦性心动过缓，往往还伴随着窦性心律不齐。只是在日常生活中，绝大多数人没有注意这些变化而已。如果进行动态心电图跟踪，很容易发现上述心率变化特点。近年来，随着电子血压表、手环、手表等可穿戴设备的流行，普通人也有机会了解自己的脉搏和心率，大大增加了窦性心动过速和窦性心动过缓的检出概率。

窦性心动过速和窦性心动过缓是病吗？

日常生活中发生的窦性心动过速和窦性心动过缓，通常都不是病，如果过度关注，反而是"心病"。某些非病理性原因比如运动、情绪激动、紧张、焦虑以及某些刺激性饮料、食物或药物可引起窦性心动过速。静息、睡眠、某些药物可引起窦性心动过缓。

窦性心动过速和窦性心动过缓也与某些疾病有关。比如心脏本身的疾病（心力衰竭）、心脏以外的疾病（甲状腺功能亢进、贫血、缺氧等）可导致窦性心动过速。甲状腺功能减退、厌食症等可引起窦性心动过缓。这些病因，通过简单的常规医学检查都能轻易被发现或排除。

窦性心动过速的治疗和处理原则

多数人观察随访即可，部分需要治疗，可从以下角度去处理。

（1）若能找到原发病因，治疗原发病。

（2）改善生活方式：①减少浓茶、咖啡、酒精等刺激性饮料和食物的摄入；②减少熬夜、过劳；③适当规律运动，避免长期久坐，规律运动有助于使心率下调，减少药物的使用；④避免过度地依赖手环、手表等可穿戴设备来监测心率，导致不必要的恐慌。

（3）适当的药物治疗。

心脏科常用药物：酒石酸美托洛尔或琥珀酸美托洛尔（倍他乐克），比索洛尔，地尔硫卓，伊伐布雷定等。必要时心理科就诊予以药物对症处理。

（4）极个别患者有严重的不恰当窦性心动过速，长期影响生活质量，其他措施无效时可尝试射频消融术改良窦房结功能。

窦性心动过缓的处理原则

若无明显相关症状，可观察随访。若引起相应的症状，可药物对症处理。如果是长期的显著窦性心动过缓（40~50次/分）且伴有明显症状（乏力、头晕等），可考虑永久起搏器植入术。

（程宽）

什么是心律失常，
有哪些常见类型和治疗方法？

心脏如同一栋独立的二层小别墅，由一楼的左右心室及二楼的左右心房组成，是人体持续跳动的器官。正常情况下，心脏的跳动有一定的顺序和频率，是一种有规律的收缩和舒张。正常心脏的跳动起源于"总司令"窦房结，位于"二楼"右心房的顶部，因此正常的心跳临床称为窦性心律，窦房结发出指令后，会激动左右心房，再到达"二楼"及"一楼楼梯"的交界位置，称为房室结，传导再沿房室束及左右束支、浦肯野纤维网激动左右心室。在整个心脏起源跳动和传导功能各个环节发生障碍会导致心脏节律、频率或上述各部分激动顺序发生改变，称之为心律失常，患者可表现为心动过速、心动过缓、心律不齐或心脏停搏。

心律失常的病因多样，如情绪的变化（紧张、焦虑、发怒）、食物的影响（饮用浓茶、咖啡、功能性饮料）、体位改变、吸烟、饮酒、冷热刺激等容易诱发生理性快速性心律失常，多为一过性改变，运动员或长期体力劳动者可出现心跳偏慢，即临床所说的窦性心动过缓。除了生理性因素外，器质性心脏病是心律失常发生常见的原因或病理基础，如冠心病、心肌炎、心肌病、瓣膜病等，心外疾病如慢性阻塞性肺病、甲状腺功能亢进、严重贫血以及低钾、高钾等电解质紊乱也会引起心律失常。

目前临床上心律失常的分类按照心律失常发生时心率快慢可分为心动过速或心动过缓；按照发生机制及起源部位可分为冲动起源异常和冲动传导异常两大类，临床常见的诊断如窦性心动过速、窦性心动过缓、窦性心律不齐、窦性停搏、房性早搏、室性早搏、阵发性室上性心动过速、心房颤动、心房扑动、房性心动过速、室性心动过速、心室颤动、房室传导阻滞、左束支传导阻滞、右束支传导阻滞等。

心律失常的治疗方法包括去除诱因和病因、药物治疗及手术治疗。对于无器质性心脏病基础的心律失常，如特发性室性早搏等，去除诱因包括戒烟限酒、控制浓茶咖啡的摄入、保持情绪稳定、注意休息避免劳累熬夜，都有助于避免或减少心律失常的发生。对于合并器质性心脏病的患者，需积极治疗原发病。

药物治疗主要指抗心律失常药物的使用，主要用于快速性心律失常的治疗，传统分类包括 4 类：Ⅰ 类，钠通道阻滞剂；Ⅱ 类，β 肾上腺素受体阻滞剂；Ⅲ 类，钾通道阻滞剂；Ⅳ 类，钙通道阻滞剂，如普罗帕酮、胺碘酮、索他洛尔、莫雷西嗪、美托洛尔等，药物的使用需在医生指导下进行，服药期间需监测心率，注意药物的不良反应。

手术治疗包括经皮导管消融、心脏起搏器、心脏除颤器及外科手术等方式，适应证各不相同。经皮导管消融术适用于如阵发性室上性心动过速、局灶性房速、房扑、房颤、特发性频发室早、特发性室速等快速性心律失常的治疗。心脏起搏器治疗是将可发射电脉冲刺激心脏跳动的如火柴盒大小般的电子设备植入体内，帮助跳动过于缓慢的心脏加速跳动，是目前治疗缓慢性心律失常的主要手段。部分心脏起搏器带有除颤功能，可用于危及生命的恶性心律失常，如心室扑动/颤动的治疗。外科手术治疗心律失常包括迷宫手术或微创腔镜治疗心房颤动，切除室壁瘤治疗心肌梗死相关的恶性心律失常等，随着医疗手段的发展多被经皮导管消融术替代，不作为临床主要的治疗方法。

心律失常是一类与心跳相关的疾病，类型多样，心电图是诊断心律失常的好帮手，不同类型的心律失常治疗手段不同，建议在专科医生指导下进行规范治疗。

（凌云龙）

预激综合征

什么是预激综合征，它有什么危害？

预激综合征是一个临床诊断，指心电图可记录到"心室预激"的表现，同时具有与之相关的心动过速症状或证据。人群中心电图检出心室预激概率为 1.5‰~2.5‰。这是一种心脏"电路"传导的异常，意味着心脏自心房向心室传导电流的过程中，除正常情况下唯一的通路"房室结"外，又额外多了一条导电"电路"（称之为显性"旁道"或"旁路"），从而引起部分心室肌可被"抄近路"从心房传导而来的电流"预先"激动。心室预激的患者较普通人群有较高发生心动过速的潜在可能性，最常见的类型是阵发性室上性心动过速（室上速），其次是心房颤动。

心室预激心电图检出的年龄段变异度很大，婴幼儿、青少年时期、中老年群体均可被检出。也有部分患者，既往多次体检心电图并无预激，后续心电图又检出预激。存在心室预激的患者，有时心电图检查时预激却消失，称为"间歇性预激"。

心室预激绝大多数为散发性，个别有家族遗传史。大多数心室预激患者的心脏结构形态正常，个别可合并先天性心脏病比如三尖瓣下移畸形等，故建议除心电图检查外，也宜进行心脏彩超筛查。

心室预激的患者，在日常生活中，有以下三种状态。仅有第一种状态者，称为"无症状预激"；合并了第二种或第三种状态的患者，称为"预激综合征"。

第一种状态，平时进行心电图（常规心电图、动态心电图）检查时，会有"心室预激"或"预激综合征"的诊断。患者心律保持着正常的"窦性心律"，本人没有什么症状。这是大多数"预激"患者的日常状态。可以通俗地解释为，这是"预激"引起的一种"电流轻微短路"状态。

第二种状态，突发突止的心慌症状，患者犯病时心里"咚咚咚"的"快速而规则"地狂跳，心跳频率可达到每分钟150~220次，也可伴有胸闷、胸痛、呼吸困难，患者多数能忍受（视年龄、发作持续时间等具体情况而定）。这实际上就是发作了"室上速"，可以通俗地认为这是"电流小短路"临时转换为"电流大短路"状态。有时候几年发作一次，有时候一年发作几次，每次的时间短则几分钟，长则几小时。一般单次的发作时间达到1~2小时以上，患者就有机会到医院记录心电图证据，此时心电图诊断为"阵发性室上速"，而较难见到"预激"。当通过药物或其他方法终止发作后，又恢复为正常的窦性心律，复查心电图则又诊断为"预激"。随着患者年龄增长，其发作的频率会趋于增加，单次的发作时间会趋于延长。

第三种状态虽极少见，但潜在的后果更为严重，即患者也表现为心悸症状，但是"犯病"时是"快速极不规则"地狂跳，时间也是几分钟至几小时不等，但与第二种状态不同的是，患者症状极严重，可出现明显头晕、出冷汗、虚脱感、眼前发黑甚至晕倒，个别情况下可导致猝死。这大概率是出现了预激合并心房颤动（一种电流短路＋另一种电流短路同时出现），可作为预激患者的首发临床表现而出现。相对而言，男性比女性更容易出现预激合并房颤的状态。这是一种有猝死风险的心血管急症。总体上，预激综合征患者3~10年的猝死发生率为1.5‰~3.9‰，推测主要可能是发生了预激合并房颤。

　　总体而言，心室预激的患者一旦曾出现过或记录到心动过速症状或证据（即可能出现了第二种或第三种状态），或心室预激影响到招工入职等职业规划时，推荐进行射频消融微创手术，争取根治，成功率很高。若无心动过速症状，可暂时称为"无症状预激"，也应长期观察随访，在随访中相当部分的患者后续会出现心动过速，而成为"预激综合征"。此外，个别预激患者可能会保持长期无症状，但最好咨询专业医生，通过各种无创检查（如运动平板心电图）或有创检查（如心脏电生理）来评估预激旁道的功能、致心动过速能力，对于旁道功能弱或无致心动过速能力者，可不予射频消融干预，反之则可酌情进行消融以去除隐患。

（程宽）

早搏

早搏是心脏病吗？

"医生，我早搏了，800多次，帮我看看要紧吗？""医生，我的心脏经常会很厉害地跳一下，或者突然不跳，这是不是早搏？"

在门诊，我们经常遇见因为"早搏"前来就诊的患者，有的合并有高血压、冠心病、心肌病等情况；有的并没有这些疾病，只是因为心慌、胸闷等不适就诊；更多的是体检或平时偶然发现，而本身并没有症状。经常有传言说，"早搏很危险""室性早搏会猝死"，是真的吗？早搏就是冠心病吗？

早搏不等于冠心病！其实，早搏是一种最常见的心律失常，多数人并无不适，或仅仅感到心悸不适。年轻人在吸烟、喝酒、喝浓咖啡或浓茶以及精神紧张、过度疲劳时及月经期前后均可能出现早搏，绝大多数都与器质性心脏病无关，只需消除思想顾虑，保持好的心态，科学调理饮食即可。但是，如果有高血压、糖尿病、高脂血症、吸烟和心血管病家族史，特别是有活动后胸闷胸痛的症状，应该排查冠心病。

早搏到底是什么？

早搏，是指心脏在正常有规律地跳动过程中，突然出现提前的跳动。发生在心房的叫"房性早搏",发生在心室的叫"室性早搏",发生在房室交界区的叫"交界性早搏",其中室性早搏和房性早搏都非常常见。虽说是早搏,但很多有早搏的人感受到的却是"停跳",医学上称为"代偿间歇",可以理解为"提前兴奋后的补偿性休息"。我们以大家关注较多的室性早搏来说吧。室性早搏是什么原因引起的呢?室性早搏非常常见,目前资料显示,在普通人群中,如果通过普通心电图检查,室性早搏发生率为1%~4%,而通过24小时动态心电图检查则高达40%~75%,而且,室性早搏的发病率随年龄增长而逐步增加。室性早搏的本质是心室肌的提前兴奋,可导致心室肌提前兴奋的任何因素都可成为室性早搏的病因。对于心脏结构正常的普通人群来说,精神紧张,过度劳累,吸烟,饮用酒、咖啡、浓茶等都可能诱发室性早搏。除此以外,各种结构性心脏病,包括冠心病、心肌病(如扩张型心肌病、高血压性心脏病、肥厚型心肌病等)、瓣膜性心脏病等也是室性早搏常见的病因。其他有一些药物也会引起室性早搏,如地高辛、三环类抗抑郁药中毒、莫西沙星等喹诺酮类药物以及电解质紊乱(低钾、低镁)等也可引起室性早搏。室性早搏发生有昼夜节律变化,大部分人在日间交感神经兴奋性较高的时间段发生较多,也有部分人群在夜间多发,但这与室性早搏的危不危险没有必然关系。和室性早搏一样,房性早搏也非常常见,24小时心电图监测中,大约60%的人有房性早搏。导致室性早搏的病因,也会导致房性早搏,因此房性早搏虽然常常也发生在健康人身上,但也可见于各种结构性心脏病患者。

早搏,到底危险不危险呢?

如果心脏本身没有什么严重的结构和功能问题,房性早搏一般危险性不大。那么,室性早搏危险不危险呢?

我们就一起来看看室性早搏的危险性如何评估。

许多人印象比较深的是 Lown 分级法，主要根据室性早搏的多少和早搏的形态分成 I~V 级，分级越高越危险，至今有一些人仍然按照这个分级来判断室性早搏的危险性。但这样评估是有大问题的！因为 Lown 分级只适用于冠心病急性心肌缺血的患者，不适用于扩张型心肌病等其他疾病，更不能用来评估心脏结构正常的室性早搏的危险性。

目前国际上通行的方法是：根据患者是不是结构性心脏病（或称器质性心脏病）及其严重程度进行危险分层。结构性心脏病主要包括冠心病、心肌病（如扩张型心肌病、高血压心脏病、肥厚型心肌病等）、心瓣膜病等。

因此，发现室性早搏，首先应该针对各种结构性心脏病需要进行筛查。冠状动脉 CTA 或冠状动脉造影可以筛查冠心病，心脏彩超可以筛查各种心肌病和心瓣膜病，部分患者可以通过心肌磁共振进一步了解心肌病变。

早搏的危险性与心脏结构功能异常的严重程度相关，结构功能异常越严重，危险性越高。而和早搏的数量不直接相关，更和有没有症状没关系。

因此，早搏的治疗方案主要针对心脏结构异常进行治疗。

为了便于理解，可以把室性早搏的危险性和治疗方案分成以下三种情况。

（1）高危性：由结构性心脏病（或称器质性心脏病）引起，应该根据病因进行综合的针对性治疗，同时给予相应的抗早搏治疗。如果是持续性室性心动过速，甚至发生过昏厥的，是极高危的患者，除上述药物治疗外，甚至需要安装埋藏式除颤器（ICD）预防猝死。

危险性高的室性早搏应该引起高度重视，必须进行规范的综合治疗。

（2）低危性：部分室性早搏有心慌、胸闷等症状，通过检查发现心脏结构正常，这样的室性早搏是低危的，治疗主要是为了改善症状。当然，如果室性早搏数量特别多，超过总心搏数的10%，甚至在15%~25%以上，建议进行治疗，因为过多的室性早搏可引起室性早搏相关性心肌病。危险性低的室性早搏应该重视，进行改善症状的治疗。

（3）无危险：许多本身没有任何不适，通过体检发现的室性早搏，早搏数量不多，而且通过检查发现心脏结构正常，这种情况不需要用药。还有很多人是因为发现早搏以后才有症状的，这种情况也不需要用药治疗。对于无危险的室性早搏，则可以暂时不做治疗，但要注意观察。

综上所述，早搏并不等于心脏病，早搏的危险性与数量相关性不大，更与有没有症状无关，与危险性相关的是心脏本身的结构和功能，应该针对病因进行治疗。总的来说，早搏更多见于心脏结构正常的普通人，不需要因为检查发现有早搏就非常紧张。对于心脏结构正常的房性早搏，大多数情况下不需要用药，治疗只是为了改善症状。对于心脏结构正常的室性早搏，大多数情况下也不需要用药，通过调节生活工作方式，如戒烟、忌酒、忌浓茶和咖啡，避免精神紧张、过度劳累等，通过适当休息和调整以后也会改善。当然，如果检查发现是结构性心脏病，需要找专科医生进行规范的综合治疗。

（潘俊杰）

频发室性早搏，有什么危害，能否自愈，要不要做射频消融？

心脏是人体的"发动机"，它是在"司令部"窦房结发出的电流掌控下以一定规整的节奏不停跳动（窦性心律），保证人体的正常需求。而室性早搏（室早），就是打乱发动机节奏的"坏电流"，使心脏动不动就"咯噔"停顿一下。关于室早的诊治，要从多个因素和角度进行综合评估。

第一，数量的因素。频发室早之所以称为"频发"，顾名思义是其数量多。频发与否是个相对的概念，每天的室早总量经常在数百、上千甚至上万个，心电图显示早搏呈"二联律""三联律"等，都可以称为频发。

第二，"性质"的因素，即性质上的"良"或"恶"。数量多不一定意味着患者预后差，同理，数量少并不等同于"相安无事"。给室早"定性"的时候，既要考虑患者的心脏和身体的整体状况，也要考虑室早自身的"早"的程度。前者的重点主要是判断是否合并有潜在器质性心脏病或某些遗传性离子通道疾病，比如是否有心肌病、冠心病等。后者主要是判断室早"提早"出现的程度，既然称为"早搏"，"早"是其特点，如果室早出现得太早太"着急"，会出现"R on T"现象，虽然罕见，但有潜在的诱发严重恶性心律失常的可能性，要引起重视。

就医过程中，通过病史、体检，辅以常规心电图或动态心电图、心脏彩超、心肌磁共振显像（MRI）、冠状动脉影像学检查以及常规实验室血生化检查（必要时基因检测），通常可完成对室早的评估，为进一步的治疗提供依据，比如采取药物治疗或射频消融治疗。当然，上述检查也并非进行一次就一劳永逸，即便进行了药物或射频消融等治疗，也应定期复查随访了解病情是否有变化。

本文主要是介绍一种在临床工作中比较有代表性的频发室早类型，即患者的室早数量长期保持在较多（1万~2万/24小时，甚至更多）状态，而根据病史、心脏彩超等相关检查，又暂时未发现心脏器质性异常。此类室早也称为"特发性"室早。患者的年龄跨度也较大，从青少年儿童至中老年（40~70岁）均可涵盖，最常见年龄段是20~50岁。其发现频发室早的原因，通常有两种场景：一种是因心悸、胸闷症状而检查发现，另一种可能症状并不明显，纯粹是常规体检或因其他疾病就医时心电图发现。当常规心电图检出频发室早后，患者往往进一步就诊，继续完成了上述介绍的很多"进一步"检查。

经过评估后，摆在患者面前的治疗方案通常有两种选择。一是长期观察随访，辅助以适度的抗心律失常药物治疗；二是有根治作用的射频消融微创手术。后者毕竟是一种手术，可能存在失败或手术风险。因此，绝大多数患者往往选择第一种方案，也的确有部分患者在药物治疗后，室早获得较好控制，早搏数量明显减少甚至趋于接近0个。某些患者在药物减量或停用一段时间后，室早也能保持较好的控制效果。故而患者甚至部分医生会觉得室早"自愈"了。但这个"自愈"的衡量要建立在一个时间尺度上。如果以几个月来衡量，有可能"自愈"。但如果将时间尺度拉长到几年或十几年，就会发现室早的数量反反复复、时多时少，总是断不了"根"，而且随着患者年龄的增长，药物治疗的效果也愈来愈差，似乎失去了最初的效果，反复调整用药也不能令人满意。

为什么会有这种现象？目前的认识是，虽然这种特发性室早的病因还不是十分明确，但基本可肯定的是，几乎都是因心肌某处存在"异常兴奋的肌肉点"，约几毫米大小。其异常兴奋能力一般不会自行消退，药物最多只是在一段时间内帮助人体暂时"压制"病灶点的兴奋能力。随着年龄的增长、机能发生不易察觉的减退，自身对病灶的"压制"作用也趋于变弱，因此对病灶的总体"压制"力就显得力度不够。要想持久地控制它，只有靠射频消融把病灶点的兴奋能力彻底"消掉"。

对于此类频发室早，伴有下列一项以上的情况时建议行射频消融手术。室早合并室性心动过速导致晕厥、眼前发黑等严重症状，特别是存在"R on T"现象时；室早病史长、数量多（超过每日心跳总数的 15%~20%），引起心脏扩大变形影响心功能（室早相关的心肌病）；药物治疗效果不佳或者不良反应太大以及不愿长期用药，心慌、心脏停顿感等症状明显，甚至引发焦虑、失眠，导致生活质量下降；招工体检等工作需要将室早根治。

射频消融根治频发室早的成功率总体比较高，多数患者的室早属于常见部位起源，长期成功率可达 90%~95%，少见部位者成功率60%~90% 不等。对于部分高危室早特别是合并室性心动过速者，若存在基础心脏病，需长期治疗基础病，若射频消融无法有效清除病灶，还需考虑植入埋藏式心脏除颤器（ICD）。

（程宽）

阵发性室上速

突发突止的心慌，或是阵发性室上速

阵发性室上性心动过速，简称"阵发性室上速"或"室上速"。通俗地说，就是心脏某些位置，电流不定期短路而引起的一种心动过速，有3‰的人群发生率。

室上速，是个很有"个性"的疾病，简单来说，它有以下六个特点。

第一个特点，心慌症状突发突止，"犯病"时心跳快速规则。它的发作比较干脆，不太会拖泥带水，突然发作、突然终止，像马达的开关突然打开、突然关上。一旦发作起来，心跳和脉搏可达每分钟150~220次，而且跳动频率十分整齐，可概括为"又快又齐"。在日常生活中，有两种情况需要区别，一种是窦性心动过速，它非常常见，主要表现也是心跳快和整齐，但没有室上速这么快；另一种是心房颤动，主要表现是心跳比较快，但很不整齐。

第二个特点，某些特殊动作会诱发发作，也可能会终止发作。经常有患者描述，弯腰捡个东西或者系鞋带，直起腰来，突然心慌发作了。还有年轻人打篮球的跳投动作，脚落地一蹲，突然心慌了，捂着胸口到场边，过一会儿好了才敢再上场。还有踢足球时急停转身控球，突然心慌犯病了。年轻人爱打球、踢球的，很多人就怕做动作的时候突然发作，心里有阴影了，就被迫减少了活动，失去了体育锻炼乐趣。有些患者自己总结规律，弯腰可以诱发发作，弯腰也有可能终止发作，于是发作后就无师自通地反复做弯腰、直立的动作，开始还有些用处，能终止发作，避免去医院就诊，后来随病情发展越来越不管用，就下决心做射频消融根治。

第三个特点，发作无规律。室上速可被某些特定动作诱发，在患者身体状态较差时，比如熬夜后、感冒后等，相对也容易发生。但总体上没有明确规律，往往是"不速之客"，所以对生活作息会带来困扰，因为患者不知道哪天会发作。如果像小区物业停水、停电一样，提前通知以便做好准备和应对措施，那当然好。所以，患者如果面临重要考试、女性备孕、从事特定职业（司机、运动员等），或者经常出差、旅游特别是要到高原或边远地区，最好是能提前做射频消融微创手术根治，以免增加不必要的风险。

第四个特点，间断发作，逐渐加码。每次发作时间可短可长，短则几分钟、几十分钟，长则几小时。频率也从数年一次，到一年数次、一月数次不等。随着病程的进展，总体上表现为发作次数增多、单次发作时间变长。

第五个特点，容易漏诊和误诊。这个病的诊断主要靠发作时的典型心电图。发作时，心电图可记录到典型的心动过速表现（150~220次／分）。不发作时，做普通心电图90%都是基本正常（窦性心律，偶伴轻微 ST-T 改变），其他 10% 存在心室预激或预激综合征诊断。换句话说，它发作时和不发作时，心电图结果大部分是两种不同表现。另外，心脏彩超、冠状动脉造影也往往无大碍。每次发作 1~2 小时以上，患者才可能有充分的时间赶到医院就诊，并通过心电图确诊。但有些患者，发作后症状很痛苦，自己描述为"就像要死过去一样"（女性多见），就算发作了好长时间，也不想动、动不了，在家躺在床上双目紧闭、懒言少语，坚持"熬"到发作终止了，才去医院做检查，此时检查结果却往往显示正常。还有些患者，每次发作时间短，就几分钟、几十分钟，还没到医院或者刚到医院，做心电图的时候一平躺，又好了，就这样反反复复好多年，难以得到确诊。所以，想捕捉到一份有确诊价值的心电图，有时候真的是很难。很多患者就被当成了冠心病、更年期、焦虑症、自主神经功能紊乱等来治疗。有的患者，犯病都十多年了，才终于得到一份可明确确诊的心电图而使诊断"水落石出"。

第六个特点，可根治而且根治成功率很高。一旦确诊，通过射频消融微创手术可根治该病。保守地说，一次手术的长期成功率，至少达到95%。

（程宽）

如何简单区别阵发性室上速和心房颤动

阵发性室上性心动过速（室上速）和心房颤动（房颤）都是快速性心律失常，前者的人群发生率约3‰，后者约1.5%，两者都可导致"心慌、心悸、胸闷"等症状。对于持续性房颤（指持续1周以上）而言，随时做心电图，都容易发现异常，诊断并不困难。但对于阵发性室上速和阵发性房颤而言，通常每次的发作就几十分钟至1~2小时，等患者赶到医院做心电图的时候，发作已经终止，记录到的心电图往往正常。即便进行24~48小时动态心电图检查，也未必能在检查过程中正好监测到发作而得到确诊。

在生活中，对于有间断发作性心慌、胸闷等症状的患者，要高度怀疑有室上速或阵发性房颤的可能。如果单次发作时间能持续较长（比如1~2小时以上），有机会就近赶到医院及时做心电图可帮助确诊。如单次发作时间较短但频率较多（比如每周数次），可考虑到医院申请24小时甚至7天连续动态心电图记录，以帮助诊断。但是，若发病的单次时间不长，频率也不是特别频繁，则依靠医院的心电图检查确诊仍存在局限性。

不过，患者若能搞清楚或做到以下几点，就有助于获得重要线索，帮助判断是否存在室上速或房颤，并大致推断出具体类型。

一是心慌症状发作的病史和伴随特点。阵发性室上速和阵发性房颤，都有随年龄增长而发作趋于频繁的特点。不过，室上速的起病年龄相对年轻，多数是 20~40 岁开始发病。而且有时可被一些特定的动作诱发发作或终止发作，比如弯腰、扭身体可能会诱发，而憋气、恶心呕吐可能会终止发作。阵发性房颤的发病年龄通常要晚一些，大多在 40~60 岁以后，部分患者在发作时可伴有多尿、尿频现象，发作终止与身体姿势或憋气无明显关联。

二是症状发作时脉搏跳动的特点。室上速发作时，患者感觉心跳又快又整齐（节奏很快但很均匀），自测脉搏或电子血压表、指脉氧仪器测量显示的脉搏数值往往稳定在某一较快且固定的数字（比如 160 次 / 分、170 次 / 分，数字基本不会上下波动）。阵发性房颤发作时，心跳又快又乱很不整齐，自测脉搏或电子血压表、脂脉氧仪器显示的脉搏次数往往上下波动幅度较大（比如在 100~150 次 / 分之间变来变去，波动范围可达 10~20 次 / 分），不太容易稳定在某个数值。

三是可居家自备家用式心电记录仪或可穿戴的有心电图记录功能的手表或仪器。这些设备可帮助随时记录症状发作时的简单心电图，通过软件可给出初步判断，必要时可求助于专业人员协助解读，进一步指导诊治。

（程宽）

射频消融治疗

什么是心脏射频消融微创手术？

心脏射频消融微创手术是一种治疗快速性心律失常的介入技术。快速性心律失常是一类常见的心脏病，临床上常见的有阵发性室上性心动过速（室上速）、预激综合征、频发室性早搏（室早）、室性心动过速（室速）、房性心动过速（房速）、心房扑动（房扑）、心房颤动（房颤）等。其主要病因是心脏的"电路"有某个位点（几毫米）或某些区域（几厘米）出现"异常电流"或"电流短路"现象，从而引起心动过速或心律不齐表现。心脏射频消融技术，就是使用各种特制的可导电的电极导管或笔式放电装置，把射频能量（一种特殊的高频电流）施加到心脏出现异常电流或电流短路的位点、区域，使其加温并坏死，从而消灭不正常的电流，起到治疗作用。对于大多数快速性心律失常，射频消融有根治作用，可避免长期药物治疗以及药物治疗无效或不良反应带来的尴尬无奈局面。

心脏射频消融技术经过数十年的发展，目前已相当成熟。当前临床工作中，常见的心脏射频消融技术有以下应用类型和场景。

一是经皮导管射频消融技术，是真正的微创技术，通常是在局麻下穿刺外周静脉或动脉来进行，穿刺点为数个几毫米大小的针眼，主要由心脏内科医生完成，是当今心脏射频消融完成例数最多的类型。

二是胸腔镜下的房颤射频消融微创手术，近年来在长程持续性房颤的治疗领域占据一席之地。需要在全麻下，在患者胸部开 2~3 个 2 厘米左右的小洞来完成。主要由心脏外科医生操作。

三是在心脏外科手术过程中，同时进行房颤的射频消融，主要用于本身需要接受心外科手术同时又合并房颤的部分患者，也是由心脏外科医生完成。

下面重点介绍经皮导管射频消融微创手术。手术通常需要住院，在局麻下进行（除去部分儿童或特殊病例）。

患者入院后，完成常规心电图、心脏彩超、胸片、实验室检查等，即可进行该手术。术前往往需要空腹 4~8 小时以上。手术操作主要是在心脏导管室（DSA 室）完成，配有专业医生、护士及技术人员等，硬件方面配置了专业的 X 线透视机（X 线辐射量很低）、心电监护仪、多导电生理仪、射频消融仪等。近年来，三维磁场和电场技术指导下的导管射频消融术，可进一步降低 X 线辐射量（"绿色电生理射频消融"），使射频消融从二维时代发展到三维时代，帮助攻坚克难解决疑难复杂病例，大大提高手术精准度和成功率，降低复发率。

大致的手术过程是：患者平卧在检查床上，由专业人员连接好各种设备。在消毒、铺巾和局麻后，医生通过穿刺外周静脉、动脉（最常用的是股静脉、股动脉），通过鞘管将特制的电极导管（粗细类似于手机充电线）放置于患者心脏的特定位置。通过电生理仪器向患者的心脏发送外来的"人工早搏"（一种微弱的人工电流）。如果患者自身心脏存在"电流短路"隐患，此时就容易被诱发出来而"现出原形"。根据诱发结果，可大致判断是否有异常点及其位置，这一步称为"电生理检查"，它有一套成熟的操作诱发流程，通常是射频消融的前奏步骤。随后，根据异常点位置的不同，选择静脉或动脉途径把特定的消融电极导管送至心脏相应位置。医生并不是直接能"看"到患者的心脏和病灶点，而是借助 X 线影像、多导电生理仪和三维系统进行取样、测量和分析，来指导对导管进行细致调整和定位，并不断"优中选优"，一步步接近、定位和确定病灶位点，这称为"标测"。这一步类似于通过 GPS 或北斗导航系统，在空间上将一个物体远程定位在计算机屏幕上，并赋予它一个坐标数据。也像是狙击手不断瞄准目标、确定准星的过程。射频消融专业医生的技术水平和实力，很大程度上就体现于这一环节。通过消融电极导管定位病灶点后，发送射频电流将该病灶点局部加温，即可使它发生坏死，失去"兴风作浪"引发电流短路的致病能力。完成射频消融后，再重复进行电生理检查，判断病灶点是否已被摧毁，是否还有其他病灶点。在整个操作过程中，患者可能会间断地感到心里有"咚咚咚"跳动感，射频消融过程中有轻微的胸闷、胸痛感，往往都很轻微，常人都可耐受。有经验的医生在操作时，会和患者进行适当的对话交流，像导演一样引导整个手术的进程，帮助缓解患者的紧张或不适。完成射频消融后，电生理检查确定无虞，则拔除所有的鞘管和电极导管，将穿刺点加压包扎，由专人用专用推床送回病房。再平卧 6~12 小时（股静脉）或 12~24 小时（股动脉），待穿刺部位愈合后即可下地活动。观察无虞则可出院。

总体上，整个射频消融微创手术过程，简单病例耗时 1~2 小时，复杂病例 3~4 小时。住院时间短则 2~4 天，长则 5~7 天。

（程宽）

射频消融微创术后要注意什么？

射频消融手术是一种微创介入技术，用于快速性心律失常的治疗，比如阵发性室上性心动过速（室上速）、预激综合征、频发室性早搏（室早）、室性心动过速（室速）、房性心动过速（房速）、心房扑动（房扑）、心房颤动（房颤）等。做完射频消融手术以后，在医院里再观察 1~3 天，就可以出院。一般来说，如果没有特殊的情况，简单病例在术后第 2 天、复杂病例在术后 2~3 天就可以出院。出院以后，患者需要注意些什么，要如何随访？

通常，出院以后，意味着大部分的患者迎来了健康的新生活。但是，患者仍需注意观察和随访，尤其是术后的 3 个月内。因为，与手术相关的一些情况，多发生于术后的 3 个月内，特别是 1 个月内。不同的患者所患的心律失常类型不同、基本的心脏病情和整体身体情况不同，在射频消融术后所需要注意的事项也各有侧重。

症状

1. 常见情况

在射频消融术后，一部分患者会有心悸、轻微胸闷胸痛等不适感，多属于常见现象，有些患者会觉得心跳和术前相比，有些偏快、偏重，这也是正常的反应。在术后数天往往会明显消退缓解，某些患者可能1~2月甚至更长时间才会缓解。

某些室上速、预激综合征的患者，在手术以后会有"心里咯噔一下，像是发作但是没有发作出来"的感觉，这有可能是术后暂时的早搏现象，观察后也会很快缓解消退。

2.少见情况

（1）出院后，如果又出现心里跳动异常感，特别是和术前发作的时候一样的跳动异常感，要注意有复发的可能，应及时做心电图，咨询医生。复发多数见于术后几周至3个月内，以后就少见了。

（2）如果术后发现一条腿比另一条腿粗，或者走路时小腿疼痛明显，或者穿刺打针的地方疼痛明显，则建议及时找医生看看。这些情况很少见，往往见于术后数天至1月，后面就极其罕见了。

（3）如果术后出现发热、严重的胸痛（吞咽食物时明显疼痛）、严重咳嗽、走路明显气喘、肢体活动或言语不清等表现，则需要引起重视，及时找医生特别是手术医生咨询。上述情况极其少见，仅在极少数的心房颤动、心房扑动消融术后患者中偶尔见到，可发生于术后数天至1月，后面就更加罕见了。其他的患者通常不需关注这些事情。

（4）术后服用药物期间，出现一些药物相关的问题或不良反应，比如抗凝、抗血小板药物引起出血，抗心律失常药物引起心跳过慢等，也需要及时就医。实际工作中，这些情况并不多见。

穿刺打针部位的愈合情况

射频消融是通过"穿刺打针"把特殊的导管送到心脏里进行操作，完成手术以后，所有的导管都会撤出，针眼基本不用缝线，给予一定时间的压迫止血后即可愈合牢固，穿刺的地方会留下几个米粒大小的伤口，结痂后慢慢就好了。一般来说，要打2~4针不等，常见穿刺打针的部位主要有：右侧大腿根、左侧大腿根、左肩、右侧颈部等。不同的医院和医生所选用的位置可有所不同，右侧大腿根通常是必须要用到的。

出院之前，医生拆掉压迫针眼的纱布以后，会查看伤口情况。有时候，打针的地方及周围，特别是右侧大腿根，会有些皮肤瘀青，有的面积大，有的则较小甚至没有。瘀青在数天至数周之内会慢慢吸收，颜色自行会从蓝紫色慢慢变淡变黄，范围也慢慢变小、位置变低（重力作用），最终完全恢复。不建议热敷，否则可能会加重。少数人会在针眼的皮下有一个花生米大小的小疙瘩，时间久了也会慢慢吸收。有时候走路的时候，打针的地方有一点酸胀牵拉感，也是常见的，会慢慢消失。

以下情况少见，但需要注意：打针的地方，特别是右侧大腿根打针的地方，出现了"鼓包"（栗子或鸡蛋大）、明显的一跳一跳的疼痛，特别是一下子突然鼓包，要及时就诊及时明确诊断。这种情况总体上大概只有五百分之一的概率，见于术后 1 周特别是 1~2 天内，1 周以后极其罕见，所以不用过虑。

心电图

手术以后，可以定期复查心电图（常规心电图）、动态心电图，尤其是在出现了可疑的心慌、胸部不适的症状时更要及时检查。有条件的患者，可自备家用心电记录仪帮助随访。不同的患者，检查心电图的必要性也有高有低。

1. 室上速、房速

多数做心电图正常，仅在发作时心电图不正常，因此，出院以后定期（比如 1 个月）做个心电图就可以。只要患者没有再发作心动过速的症状，往往问题不大。

2. 预激综合征、频发室性早搏

在术前做心电图往往有异常存在，术后的心电图，应该显示预激消失或者室早消失。建议有条件的情况下，在术后 1 周、1 个月、3 个月复查心电图，如果没有预激或者室早，就意味着没有复发。对于频发室早患者，有条件时在术后 1~3 个月做动态心电图。

3. 心房颤动、心房扑动

无论阵发性还是持续性房颤、房扑患者，术后除定期查心电图外，建议每年复查动态心电图 2 次左右，特别是术后 6 个月内更要注意随访动态心电图。

心脏彩超

术前心脏彩超正常者（大多数患者），术后 1~2 年检查一次心脏彩超即可。对于手术前心脏彩超存在明显异常的患者（比如房颤患者，左房明显增大），建议术后仍要定期随访心脏彩超，比如术后 3 个月、6 个月复查心脏彩超，以后酌情调整复查时间。

抽血化验

射频消融术后的患者，多数不需要进行专门的抽血化验，如果有高脂血症、糖尿病等情况时另当别论。房颤、房扑的患者，射频消融术后往往要服用抗血栓的药物，要注意出血倾向，服用华法林抗凝的患者应定期化验国际标准化比值（INR）以指导合理用药。

术后药物

1. 抗血栓药物

所有行射频消融手术的患者，通常术后都要进行必要的抗血栓治疗。

（1）抗血小板药物：多数患者选用肠溶阿司匹林口服应用 1~2

个月即可，如果有胃肠道不适，可选择氯吡格雷替代。

（2）抗凝药物：对于房颤、房扑的患者，术后常应用抗凝药物（比如华法林、达比加群、利伐沙班、艾多沙班等），应用的时间通常要至术后 2~3 个月。此后，应根据患者的具体病情权衡和调整。在抗凝治疗过程中，很少有严重出血或血栓事件，偶有刷牙出血、皮肤瘀青情况，应引起关注。使用华法林期间，要注意与其他药物和食物的相互作用，强调要定期复查 INR 指标。

2. 抗心律失常的药物

射频消融能根治大多数患者的心律失常，故而术后多数不需要使用抗心律失常药物。

（1）部分患者术后出现短暂的心悸、心跳重的感觉时，可酌情应用美托洛尔等药物对症处理。

（2）房颤患者，可在射频消融术后应用抗心律失常药物 1~3 个月，协助度过"空白期"。

（3）少数情况下，某些患者的心律失常消融难度极大，手术不成功，可在术后选用适当药物控制，减少发作。

3. 其他心脏用药

比如高血压药物、调血脂药物等，通常要长期服用。

关于复发、生活起居、运动康复等注意事项

1. 复发

（1）复发的时间段：总体上复发并不多见，复发的时间段常见于射频消融术后的 1~3 个月，极少数见于术后数小时、数天或者 6 个月后。一般来说，术后 3~6 个月没有复发，多数意味着彻底地根治了。有些患者在术后，总是担心复发，会有"疑神疑鬼"的心理现象，觉得心里慌兮兮、跳得挺重，这不是真正的复发，而是以主观感觉为主的症状，心态调整过来也就好转了。建议在有复发的可疑表现时（与术前一模一样的心慌），进行心电图记录、测量脉搏等操作，以尽可能获取复发的客观证据。

（2）复发的原因和比例：心律失常患者选择做射频消融手术的初衷都是想一次根治。虽然患者以及医生都不愿意看到复发发生，但客观上存在复发现象。不过，即便有复发问题存在，仍瑕不掩瑜，射频消融手术依然是治疗此类患者的最佳根治方法。射频消融的目的，是把心脏里的病灶电路"点掉"，让它不再"短路"引起心律失常。受到各种因素的制约，部分病例的病灶点如果没有彻底"点掉"，经过一段时间以后，病灶又恢复就会出现复发现象。通常，室上速和预激综合征的复发率最低，一般小于5%；室性早搏的复发率为5%~10%；房颤的复发率相对高于其他类型，阵发性房颤通常在10%~20%，持续性房颤则更高一些。对于复发病例，可咨询专业医生，必要时再次进行消融手术，多数能成功。

2. 生活起居、运动康复

（1）洗澡：出院后，穿刺点的针眼干结痂后（2~3天），就可以洗澡（淋浴），不要故意去洗、抠针眼部位即可。不要总是敷创可贴一类的胶布，造成针眼局部不透气、易出汗，难以结痂愈合。

（2）大多数患者在出院后1~2天，即可进行一般的活动（比如做家务、轻微散步、静息文职工作等），有利于术后的康复，也可乘坐高铁、飞机等交通工具。在刚开始术后活动时，可能会觉得有点吃力，感觉不如手术之前那么得心应手，可以慢慢增加活动强度，数周后通常能恢复到术前的活动状态。多数患者，在术后1~2个月可以进行较强的活动，3个月以后，能进行剧烈活动。在活动时如果没有发作心动过速，意味着复发的可能性进一步降低，可以增强患者的信心，更加享受运动和生活的快乐。

（3）有些患者在出院以后，由于太过于担心，在家里像是"坐月子"一样"养"着，啥也不敢做，这样的患者往往会有"一活动就难受，一难受就不活动"的现象，结果越来越不敢运动，如果有这样的情况，建议要适当动动，实在吃不准，可以来医院咨询医生。

（4）有些基础健康状态较差的患者，康复起来可能慢一些，可在专业心脏康复医生指导下进行恢复。

（5）大部分患者（室上速、预激综合征、室早）在手术以后的长期生活中，尤其是术后的3个月以后，可按照一般的健康要求，管理自己的生活、享受人生，也就是说，把自己当个普通人来对待，普通人可以做的，基本上都能做，有益于健康的就尽量做，无益于健康的（如吸烟、过度饮酒、熬夜等）就尽量避免。如果合并有其他疾病，则治疗相关疾病。特别要指出的是，房颤患者在射频消融术以后，对自己的健康管理要更严格一些，因为房颤的发生与人体的逐渐老化有关，高血压、糖尿病、肥胖、睡觉打呼噜等因素如果不能很好地控制，复发率就会高一些。

（程宽　朱文青）

房颤的危害

什么是心房颤动，有哪些危害？

心房颤动（atrial fibrillation，AF）简称房颤，是临床常见的心律失常，成人患病率为 2%~3%，随年龄增长不断增加。随着我国人口老龄化的加剧，房颤的患病率正不断上升。

人类的心脏犹如一幢跳动的小别墅，由一楼的左右心室和二楼的左右心房组成，正常情况下楼顶的总司令——窦房结发出命令，心脏保持规律地跳动，静息心率在 60~100 次 / 分，当心房里出现不守纪律的小兵乱发指令时，心房跳动变得杂乱无章，可高达 350~600 次 / 分，影响整个心脏的跳动，称之为房颤。

房颤最常见的症状为心悸，心跳忽快忽慢，可同时伴有胸闷、气短、乏力、头晕或多尿。房颤患者也可完全无症状或症状轻微，仅在体检或心电图检查时发现，或在偶然的机会出现房颤的严重并发症，如脑梗、心力衰竭时才被确诊，这类患者容易忽视延误病情。

房颤时心房乱跳，血液在心房里不能有序流动，如同河道不畅，泥沙堆积，特别在左心耳容易滞留，形成附壁血栓，血栓脱落随血液流动导致动脉栓塞，最常见堵塞脑部血管引起脑卒中，这是房颤常见的危害之一，研究表明房颤患者发生脑卒中的风险约为正常人的 5 倍，导致近 20% 的致死率和近 60% 的致残率，严重危害健康。

除此之外，房颤还可以引起心衰或使原有的心衰症状加重，患者可在短期内出现胸闷、气促等症状，严重时无法平卧休息，30%~40% 的患者会出现心衰，与心跳显著加快及不规则的心室收缩相关。房颤患者发生心肌梗死的风险增加 2 倍，死亡风险是正常人群的 1.5~3.5 倍。

房颤反复发作可导致患者的生活质量显著下降，在女性、低龄及有合并症人群中更为常见，易出现焦虑及抑郁症状等心理问题。同时房颤患者可出现认知功能下降，包括学习能力、记忆力、执行力和注意力的下降，增加患痴呆、阿尔茨海默病、血管性痴呆的风险。

因此，当出现可疑房颤症状，如心悸，特别是心悸发作时心跳显著不规则，应尽早去医院就诊，明确是否存在房颤，早期发现早期治疗。

（凌云龙　朱文青）

房颤的治疗方法

房颤有哪些治疗方法，如何选择？

心房颤动（atrial fibrillation，AF）简称房颤，是临床常见的心律失常，可引起脑卒中、心力衰竭等严重并发症，增加死亡率，危害健康，房颤发作同时影响患者的生活，易引起心理的焦虑情绪。

房颤的治疗包括药物治疗和手术治疗，治疗的原则包括使用抗凝药物预防卒中、控制过快的心跳、恢复或维持窦性心律（即正常的心跳），以及相关危险因素和合并疾病的防治。

抗凝药物治疗可以有效预防房颤血栓形成，降低新发/再发卒中风险，目前国际通用血栓栓塞危险评分法（CHA_2DS_2-VASc积分）来判断房颤患者是否需要抗凝治疗，抗凝治疗应在专业的医生指导下进行，对于已口服抗凝药物的患者需坚持用药，勿擅自停药。

常用的抗凝药有维生素 K 拮抗剂（华法林）及新型口服抗凝药（NOAC）。华法林服用期间需定期验血监测 INR 指标，有效的治疗窗较窄，要在医生指导下调节药物剂量，药物浓度受食物及其他药物影响，如芒果、葡萄柚可增强药效，绿叶蔬菜减弱药效，因此，华法林的规范使用常常受到限制，患者的依从性较差。NOAC 包括利伐沙班、达比加群酯、艾多沙班等，除了瓣膜病患者（植入机械心脏瓣膜、二尖瓣中重度狭窄）不适用外，NOAC 具有服用方便、不需要监测 INR、疗效和安全性好、与药物食物相互作用小、颅内出血风险小等优点而成为国内外指南首选的抗凝药物。

除了抗凝治疗外，有效的控制过快的心跳，尝试恢复并维持正常的心跳亦同样重要，常用维持房颤患者正常心跳（窦性心律）的药物包括普罗帕酮、决奈达隆、胺碘酮、索他洛尔等，但抗心律失常药物仅能控制房颤发作，无法根治房颤。服药期间需监测心率、血压，剂量选择及用药方法需在专科医生指导下进行，甲状腺功能亢进患者禁用胺碘酮。

房颤患者的手术治疗主要指心脏导管消融术，是一种成熟的介入治疗技术，具体方法为将电极导管经大腿根部股静脉及房间隔穿刺途径送入左心房，到达产生房颤的病灶位置后导管释放能量，引起病灶区心肌坏死，通常为环肺静脉电隔离，从而阻断房颤的发作，使患者恢复正常的窦性心律，根据消融能量的不同常用为射频消融和冷冻球囊消融。心脏导管消融术具有微创、成功率高、患者耐受性好、安全性高等优点，目前已经成为药物治疗效果不佳的房颤患者的一线推荐，为根治房颤带来了希望，阵发性房颤导管消融成功率达 80%~90%，年轻患者效果更好。

另外，对于存在出血风险、不适合长期抗凝药物治疗的患者或者长期规范抗凝治疗的基础上仍发生卒中的患者可以考虑左心耳封堵治疗，原理为左心耳是房颤患者血栓形成的主要部位，通过在左心耳口处植入封堵器，达到预防血栓的目的。

房颤是一种慢性病，单纯药物治疗无法治愈房颤，心脏导管消融术可维持房颤患者正常的窦性心律，是多数房颤患者的一线治疗方法。但房颤随着年龄的增加发病率增加，即使消融成功，也需要长期监测及随访。

（凌云龙）

房颤的射频消融治疗

老年人能不能做房颤射频消融手术，效果如何？

心房颤动（房颤）是一种常见的心律失常，属于较为常见的心脏病。房颤可导致心悸、胸闷等症状，可诱发或加重心衰，引起脑卒中等后果。它的发病与多种因素有关，虽确切病因还不是非常清楚，但它和年龄增长、高血压、冠心病、心肌病变、糖尿病、肥胖、甲状腺功能亢进以及家族遗传等多种因素可能都有关系。从年龄角度来说，房颤相对"偏爱"老年人，60 岁以下发病率仅为 1%，而 80 岁以上可达 6%~10%。

房颤的治疗包括药物治疗和器械治疗等，目前器械治疗包括心内科经皮导管射频消融术、冷冻球囊消融术、左心耳封堵术、起搏器植入术等，心外科有胸腔镜下的射频消融术等。虽然器械治疗方法多种多样，但其中最为成熟、临床应用最广泛的，当属经皮导管射频消融微创手术，该技术临床应用数十年，用于房颤治疗也有 20 余年历史，造福了无数房颤患者。

那么，老年人得了房颤，是否能做射频消融术，效果怎么样？老年人的身体能承受导管射频消融吗？风险和相对年轻的人相比大不大？

先说说"老年"的定义。目前认为，65 岁以上称为老年人，当然在日常传统的观念里可能觉得70岁或75岁以上算是老年。其实，不论如何定义年龄，"老年"都是一个范围很大的概念，80岁、90岁甚至更高的年龄，也可归为老年人。除年龄因素以外，老年人在体质方面的差别比较大，有些人80岁身板还很硬朗，有些则70岁左右就有很多合并疾病，身体状态较差。因此，老年房颤患者该如何治疗，还是应该根据房颤的具体特点，结合患者的整体情况来做判断。

这里以一对75岁老年夫妻作为示例。老阿姨反复阵发性房颤发作好几年，发作日趋频繁，几乎天天都要"犯病"。虽然发作时心里"扑腾扑腾"地乱跳很是难受，但她一直靠吃药控制外加意志力的"忍"而坚持着。家里的老先生平时身板还可以，但最近开始觉得心慌、走路气喘，以前上二层楼体力还可以，现在爬不动楼梯了。到医院一查心电图，老先生也得了房颤。这对老夫妻虽然都患有房颤，但两位不同的是，老先生的房颤是持续性的，老阿姨的房颤则是阵发的。他们的临床表现也体现了房颤危害的不同特点，老先生本身年龄已大，心功能有所减退，而房颤持续以后，使他的心功能又进一步受损，所以出现体力下降、走路气喘等心力衰竭表现，而老阿姨的房颤带来的危害主要是表现为不定期地心慌、心前区乱跳，也严重影响生活质量。年龄增大，是房颤引发中风的高危因素，所幸两位都进行了抗凝治疗，没有发生脑卒中后果。

两位老人一起来房颤专病门诊咨询。分析过病情后，结合两位的身体状态，医生指出，两位老人主要存在的问题都是房颤引发生活质量的下降，身体的总体机能和体质还不错，都可以考虑进行房颤射频消融微创术。老两口商量以后，决定由老先生先做射频消融术来"探探路"。于是老先生接受了房颤消融手术，手术过程约2小时，住院5天，术后恢复良好，体力活动得到改观。春节以后，老先生情况依然保持稳定，于是又陪老阿姨来医院预约手术。随后老阿姨也顺利接受了射频消融手术，术后恢复良好。两人的生活质量都大为改观。在随后几年的长期随访中，两人在医生指导下坚持着适度的药物治疗，一直保持着稳定的心率，生活质量得到了保证。

　　诚然，对于老年房颤患者来说，由于年龄因素和合并疾病相对多于非老年人，医患双方在选择射频消融治疗方案时相对显得更为犹豫。但是年龄大并非意味着不能进行射频消融手术。因为对老年人而言，房颤反而更加影响生活质量和恶化预后。况且，老年人的身体状态总体呈下降趋势，若在有条件进行微创手术时过度拖延，导致年龄进一步增大或出现了某种合并症，反而有可能失去了射频消融的机会。因此，对于年龄较大的老年患者，制订手术策略时，应充分评估，综合考虑，不能搞一刀切。近几年来，随着技术的发展和应用的日渐熟练，在临床工作中接受射频消融的80~90岁超高龄患者屡见不鲜，总体效果也令人满意。对于部分患者，也可根据具体情况采取冷冻消融、左心耳封堵术、房室结消融＋永久起搏器植入术等方案。另外，由于老年患者合并疾病相对较多，又是中风的高危人群，长期的基础药物治疗以及合理抗凝治疗是重要基石，决不可忽略。

（程宽）

房颤的左心耳封堵

卒中，原来是"耳朵"惹的祸

什么是左心耳？

左心耳是心脏左心房上伸出的一个形似"耳朵"的盲管状结构，属于左心房的一部分。不同人的左心耳形态各异，常见有菜花型、仙人掌型、鸡翅型、风向标型等。在正常生理状态下，血流可通过心脏的收缩和舒张出入左心耳开口，完成左心耳内血流的循环。

左心耳与卒中的关系

整体上看，左心耳是一个"门小空间大"的囊袋样结构，内部包含丰富的梳状肌和肌小梁，导致左心耳内部的空间"坑坑洼洼"，"凹凸不平"。左心耳内部血液的留滞在发生房颤时进一步加剧。颤动的心脏无法完全按照正常的强度和节律进行收缩和舒张，滞留的血液在原地不断搅拌，逐渐进展为泥沙样的湍流、果冻状的团块，并在最终形成血栓。此时的血栓并不牢固，一旦脱落进入动脉系统，栓塞脑动脉后即造成脑卒中，即老百姓们常说的"中风"。临床研究发现，大多数（超过90%）的房颤中风的罪魁祸首都是左心耳起源的血栓，因此，有效预防左心耳血栓的形成是房颤相关卒中防治极为重要的一个环节。

经导管左心耳封堵

左心耳封堵是近年来得到全球推广的一项重要临床微创新技术。手术时，术者在患者大腿根部穿刺股静脉后，通过导管将一个外表覆膜的封堵器输送至左心房并堵住左心耳，消除了房颤时左心耳内部形成血栓的风险。大量的临床研究表明，这项技术可安全有效地进行且通过封堵器封堵左心耳可有效控制心源性血栓的来源，显著降低房颤患者卒中的发生率。同时，接受左心耳封堵术后，房颤患者通常不需要继续终身服用抗凝药物，这在一定程度上为平衡房颤患者卒中高发风险及抗凝相关高出血事件风险的矛盾性提供了一种有效的解决途径。

（金沁纯　林大卫）

左心耳封堵术后，还要吃药吗？

左心耳封堵术

左心耳是与左心房连通的类似盲袋状的空腔。相较于光滑的心房内壁，左心耳的结构可谓是纵横沟壑，这就使得血液极易在此瘀滞。在我国，患有房颤的人群接近 2000 万，是最为多见的心律失常之一。房颤的到来可谓雪上加霜，心房的血液流动缓慢，让左心耳内更易蓄积血栓。一旦血栓脱落，堵塞血管，便会产生相应的症状，脑梗是其常见并发症之一。

左心耳封堵术，顾名思义，是直接通过封堵这一空腔的方式，从根源上杜绝血栓的形成。

这一治疗手段看似简单粗暴，效果却是立竿见影，左心耳封堵术后患者可不必长期服用抗凝药物。如今左心耳封堵术已成为长期抗凝禁忌的房颤患者的另一选择，也为房颤患者摆脱终身服药带来了希望。

左心耳封堵术后抗栓治疗

但对于接受左心耳封堵术治疗的患者来说，是否术后立刻就能摆脱种种药物的"纠缠"呢？实际上在心脏内皮细胞完全覆盖封堵器，隔绝血液之前，服用抗凝药物预防封堵器表面血栓形成是十分必要的。

目前临床上一致认可的术后抗凝方案为：出院后患者应坚持口服华法林至少45天，随后进行经食管超声探查。若无异常，则停用华法林，转为同时应用两种抗血小板药物（如阿司匹林、氯吡格雷）治疗6个月。

华法林的抗凝效果肯定，但相较于达比加群酯、利伐沙班、阿哌沙班等新型口服抗凝剂治疗窗狭窄，有效剂量因人而异，并易受到多种食物和药物影响。传统的华法林、阿司匹林等用药方案并不能满足所有患者的术后抗凝需求。

因此根据患者个体差异，国内外较为多见的抗栓方案主要分为5种：华法林＋阿司匹林（37%）、新型口服抗凝剂＋阿司匹林（21%）、单独应用华法林（14%）、单独应用新型口服抗凝剂（12%）、双重抗血小板药物（5%）。

抗凝出血并发症的治疗

（1）轻微出血，如鼻衄、皮肤小瘀斑等，可适度处理，不需要停药；对于肉眼血尿、自发大片瘀斑、其他未危及生命的大出血等中度出血及具有生命危险，如颅内出血、严重消化道出血、腹膜后出血等重度出血，应停药，必要时建立静脉通道并做初步处理后转诊到上级医院。严重出血时可使用抗凝药的拮抗剂。如果使用华法林，应将INR控制在2.0~3.0。

（2）抗凝治疗期间应避免接受针灸、艾灸、拔火罐、深度按摩及侵入性的治疗。

（3）老年患者出血风险更大，应积极控制可纠正的出血危险因素（如高血压、肝肾功能异常等）。肾功能下降者，在使用新型口服抗凝剂时要定期检测肌酐清除率。

（4）发生卒中的房颤患者，除短暂脑缺血发作外，均需暂停抗凝药。应第一时间就医接受治疗，根据实际情况调整用药方案。

抗血小板药物并发症治疗

（1）阿司匹林可以引起胃溃疡、胃穿孔、消化道出血等并发症。吲哚布芬可以作为一种替代选择。对于服用双重抗血小板药物同时有高危出血风险的患者，可合并使用质子泵抑制剂，也可使用吲哚布芬／西洛他唑合并氯吡格雷治疗。如果患者轻度出血，不需要停用抗血小板药物；稍严重者可暂时停药或换为吲哚布芬。

（2）小剂量阿司匹林及替格瑞洛可引起血清尿酸水平增加及痛风发作。

（3）某些患者对抗血小板药物的反应较差，发生血栓的风险也相应增加。常见原因包括遗传因素、药物使用不规范、药物相互作用、并发症等。

（金沁纯　范家宁）

房颤的外科治疗

"迷宫手术"的前世今生

你是否有过突然心跳加速、心脏乱跳，让你有心慌不适的感觉？这可不是心头小鹿乱撞，而可能是你的心脏发生了房颤。房颤全称心房颤动，是一种常见的心律失常，是原本有序的心房电活动被无序的快速颤动替代，通常表现为不规则的快速心率。通俗地说，心脏的电活动就像一个电路设计分布有序的房间，一旦打开开关，房间的灯就会按照顺序不断被点亮，而房颤就是其中一段电路搭错了线，让房间的灯光毫无规律地闪烁。灯泡无规律地闪烁不仅影响使用，而且最终会让灯泡烧毁，我们的心脏也一样，房颤不仅影响患者的生活质量，同时还可能发生血栓栓塞、影响心脏功能，严重的还会发生脑卒中。

提到治疗房颤，很多人首先想到的就是内科的介入导管消融，殊不知外科手术治疗房颤是介入导管消融的鼻祖，其中"迷宫手术"是目前治疗房颤成功率最高的方法，是外科治疗房颤的"金标准"。

大家小时候都玩过迷宫的游戏，那什么是"迷宫手术"？"迷宫手术"就是通过外科的"切开—缝合"技术在心房上建立起一座"迷宫"，使得心脏的电活动只能通过唯一的正确道路进入和离开心房，恢复心房的有序活动。

　　"迷宫手术"于 1987 年由考克斯（Cox）教授首次应用于临床，故又称"Cox 手术"。该手术需要在心房周围造一组外科切口，阻断心房内所有大型的反折回路，使窦房结冲动依旧可以在心房内传导，保留了心房的传导功能，即将"搭错线"的电路剪断，同时保持原有的电路传导设计，这就是 Cox Ⅰ 型迷宫手术。但由于术后起搏器植入发生率高、手术操作难度大，考克斯对迷宫手术进行不断改良，将其快速发展到了 Cox Ⅲ 型迷宫手术（见下图）。

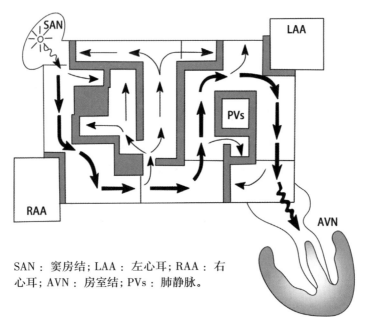

SAN：窦房结；LAA：左心耳；RAA：右心耳；AVN：房室结；PVs：肺静脉。

图 5 "迷宫手术"示意图

　　Cox Ⅲ 型迷宫手术又称"切—缝"迷宫手术，有良好的远期效果。华盛顿大学的研究结果表明，97% 的患者在长期随访中未出现有症状的房颤，这个结果也得到了全球多个医学中心的研究证实。随着消融技术不断进步，可以采用消融技术代替大部分 Cox Ⅲ 型迷宫手术的外科切口，这种结合了 Cox Ⅲ 型迷宫手术的消融辅助方式被称作 Cox Ⅳ 型迷宫手术。最新的 Cox Ⅳ 型迷宫手术减少了外科手术切口，缩短了手术时间，取得了与 Cox Ⅲ 型迷宫手术相似的成功率，同时还有微创完成手术的可能。

"迷宫手术"效果虽好，但手术有风险，选择需谨慎。以下几类患者适宜采用"迷宫手术"：

（1）诊断明确、有症状的房颤，同时计划进行其他心脏手术的患者。

（2）无症状的房颤患者，计划进行其他心脏手术，可选择有经验的心脏中心进行同期手术。

（3）倾向于外科治疗的孤立性、持续性且有症状的房颤患者。

（4）药物治疗与介入导管治疗失败或不适宜接受介入导管治疗的孤立性、持续性房颤患者。

下次再有心头小鹿乱撞的感觉，记得咨询专业的心脏医生，通过"迷宫手术"，让房颤"迷路"，让心脏舒适。

（周霄楠　李军）

起搏器介绍

心脏起搏器是什么，有哪些种类？

心脏起搏器是一种植入于体内的电子治疗仪器，通过脉冲发生器发放由电池提供能量的电脉冲，经导线电极的传导，刺激电极所接触的心肌，使心脏产生兴奋和收缩，从而达到治疗缓慢心律失常所致的心脏跳动缓慢或停搏的目的。

人们通常所说的起搏器，其实是指整个起搏系统。起搏系统由起搏器（脉冲发生器）和起搏电极导线组成。其中起搏器埋藏在皮下，而起搏电极导线则通过静脉系统植入到心脏的心腔内。

常将单独脉冲发生器称为起搏器，它由外壳（多由钛铸制，主要是防止体液进入起搏器内）、复杂的集成电路和提供能量的电池（通常为锂－碘电池）组成。主要功能是能产生和输出电脉冲并定时发放。起搏电极导线由金属导体和绝缘层组成，金属导体材料多为铂铱合金，而绝缘层通常是由硅橡胶或聚氨酯制成，以保证电流在导线的输送过程中与外界绝缘，防止在体内漏电。电极导线的主要功能是将脉冲发生器发出的微小脉冲传输到心脏，引起心脏激动，产生收缩（跳动）；另外，电极导线尚能将心脏自身的心电活动传输到脉冲发生器（即所谓的起搏系统的感知功能），使脉冲发生器调整发放脉冲的时间，达到完美按需要发放脉冲的目的。

心脏起搏器主要分为如下三大类。

（1）治疗缓慢性心律失常的起搏器：主要包括单腔和双腔起搏器，单腔起搏器指的是只有一个电极放在人体的心室当中，这样就会刺激心室的收缩和舒张，这种情况下，就可以缓解心率减慢的情况。双腔起搏器是心房当中放一个电极，心室当中放另一个电极，两个电极交替模拟心房和心室的正常心率。

（2）心脏自动复律除颤器（ICD）：应用在出现恶性心律失常或者心源性猝死风险高的患者身上，应用这类起搏器，就可以在患者出现恶性心律失常的时候自动放电，来挽救生命。

（3）治疗心衰的起搏器：也叫作三腔起搏器，临床当中又叫作心脏再同步化治疗（CRT），这种起搏器针对慢性心衰合并心脏收缩不同步的患者，可以改善心电同步性，有效缓解心衰的症状和降低死亡率。

（陈学颖）

胶囊起搏器来啦

心脏起搏器发展历史

1958 年，全球第一例永久植入型心脏起搏器植入手术在瑞典完成；1986 年，体积缩小了很多的、形状沿用至今的新一代起搏器诞生。

到 2019 年，具有革新性的胶囊起搏器上市。

心脏起搏器治疗是目前国际上公认的治疗心跳过慢的有效疗法。目前全国每年有超过 10 万名患者通过植入起搏器治疗心脏疾病。

与传统起搏器植入通过从锁骨下静脉建立至心腔的通路不同，胶囊起搏器通过腿部股静脉置入导管，并且没有电极的存在，这样一来所有由于电极引起的并发症就不复存在了。

简单了解胶囊起搏器与传统起搏器的不同以后，我们来具体说说胶囊起搏器的优势、适用人群以及缺点。

胶囊起搏器的优势

（1）比传统起搏器小90%。

（2）12.8年寿命。

（3）1.5 T和3.0 T MRI兼容。

（4）包含所有单腔起搏器的功能，新一代的无导线起搏器有部分双腔起搏器的功能。

（5）降低了61%的并发症。

（6）无伤疤。

（7）无凸起。

（8）患者不会感受到起搏器的存在。

胶囊起搏器的适用人群

根据专家共识，胶囊起搏器的适应人群包括以下三个方面。

1. 推荐胶囊起搏器

（1）存在传统起搏器植入径路异常的患者。

（2）反复起搏系统感染及感染性心内膜炎的患者。

（3）终末期肾病及血液透析的患者。

（4）其他临床情况或合并疾病导致患者植入传统起搏器特别困难或极易发生并发症。

2. 应该考虑胶囊起搏器

（1）起搏系统感染风险高的患者。

（2）导线相关并发症风险高的患者。

（3）永久或持续性房颤，预期心室起搏比例低的患者。

（4）间歇性二度及高度房室传导阻滞、预期心室起搏比例低的患者。

（5）窦性停搏或窦房传导阻滞、预期心室起搏比例低的患者。

3. 可以考虑胶囊起搏器

（1）二度及以上房室传导阻滞、预计心室起搏比例高（≥ 40%）的患者。

（2）窦房结功能障碍的高龄或活动量少的患者。

（3）因个人偏好（职业、运动、美观或其他原因）要求植入胶囊起搏器的患者。

胶囊起搏器目前的缺点

（1）单腔起搏功能为主，新一代产品有部分双腔起搏的功能（VDD 模式），但不能完全实现真正的双腔起搏。

（2）可能发生心脏穿孔、装置脱落、移位等并发症。

（3）长期植入后取出困难。

（4）价格较昂贵。

（陈学颖）

起搏器治疗

只有心跳慢的人才需要装起搏器吗？

一般大家认为，装心脏起搏器是因为心跳慢，那为什么有些患者并未感觉到心跳慢，但医生还是建议植入心脏起搏器呢？通常有以下几个原因。

（1）患者平时心跳不慢，但通过 24 小时心电图跟踪（Holter 检查）发现间歇性（如夜间）出现心脏停搏很长时间（如数秒钟）。因夜间发生，所以患者无症状，但这是引发心源性猝死的常见原因之一。后者往往是由于在心脏长时间停搏后诱发快速室性心律失常所致，而并非一定是缘于心脏停搏、心跳慢本身。医生顾虑患者安全而建议其植入心脏起搏器。

（2）存在间歇性出现左或右束支传导阻滞或出现三分支传导阻滞（右束支传导阻滞＋左前分支传导阻滞＋房室传导阻滞）。此时，如果窦房结功能正常，激动会通过尚未发生阻滞的传导通路下传，因此患者平素的心跳并不慢。然而如若在某个时间段这些传导系统同时发生阻滞的话，患者的心脏就会发生停搏并导致晕厥，而何时会发生同时阻滞则不可预测。

（3）存在快速性室性心律失常，或因为左室射血分数太低（＜35%）而有发生猝死的危险，医生建议安装植入式心脏自动复律除颤器（ICD）。

（4）存在心力衰竭，医生建议安装三腔起搏器（心脏再同步化治疗，CRT），用起搏的方法改善心衰。此时患者的心跳并不慢，相反，由于心衰的原因，患者的自身心率往往是偏快的。

所以，心脏起搏器并非都是持续性心跳慢才需要装，有些间歇性心跳慢或者传导阻滞以及部分快速性心律失常或者心力衰竭患者，也是心脏起搏器的适应人群。

（陈学颖）

什么是希浦系统起搏？

心脏的跳动是电激动传导所激发的，正常情况下窦房结是最高"司令部"，其位于上腔静脉口与右心房交界处的心外膜下。通常由窦房结发出电信号，沿正常的传导路径传导给心房、房室结、心室，当窦房结或者房室结的功能出现问题，患者就会表现为"病态窦房结综合征"（病窦）、"高度房室传导阻滞"，前者是"司令部"功能障碍，发出的命令少，患者心跳慢；后者是"传达室"不能把命令传下去，同样是心跳慢，这两种心律失常都需要植入永久性心脏起搏器。

希浦系统起搏包括希氏束及其下的左束支起搏，它们都是通过心脏传导系统快速传递电刺激，能让整个心脏迅速起搏，协同工作，是目前最接近生理性起搏的方式。

希浦系统起搏小历史

希浦系统起搏最早在 2000 年应用于临床。希氏束原本是激动由心房传导至心室的必经之路，对高度房室传导阻滞的患者行选择性希氏束起搏，起搏时心脏激动的顺序与自身正常的激动顺序基本一致，从而避免了常规的右室起搏带来的不利影响。但是因为希氏束的解剖部位表面光滑、心肌不丰满，因此希浦系统起搏存在电极容易脱位、起搏阈值不理想等风险，在应用之初曾限制了希浦系统起搏的临床推广应用。

希浦系统起搏迎来了春天

近年来，因为电极以及输送鞘的改进，使得希浦系统起搏的可靠性大大提高，因为希浦系统起搏最大程度地"模拟"了心脏正常的传导顺序，因此被视为最接近"生理性起搏"的手术方案，与传统右室起搏相比，把对患者的隐患（传统右室起搏导致心脏收缩不同步，在部分患者可引起心衰）降到最低。同时，相比常规的起搏器植入，手术有一定难度，需要特制的电极和输送鞘，还需要植入的医生在起搏器植入和电生理标测方面有丰富的经验，要充分掌握心脏的解剖和影像，还要结合每一例患者的具体情况，比如基础疾病、心脏扩大程度、是否有转位等，做好精细的术前准备。

需要提醒大家注意的是，不是所有患者都适合希浦系统起搏，也不是所有患者都能以满意的参数完成希浦系统起搏，需要术前充分评估和准备。

其主要适用于心室起搏依赖同时伴有心功能下降的患者，这样的患者既有起搏器植入的绝对指征，同时植入起搏器后右室起搏比例高，或者右室依赖起搏，尤其是已经有心功能减退的患者，因而是最有可能获益于希浦系统起搏的患者群。

另外，对于部分伴有束支传导阻滞的心衰患者，希浦系统起搏也可通过纠正束支传导阻滞而达到改善心衰的作用，其疗效也被越来越多临床研究所证实。

（陈学颖）

起搏器术后

起搏器术后有哪些注意事项?

起搏器植入术后,局部伤口一般会用小沙袋压迫4~6小时,24小时后医生会换药并观察伤口的情况。一般来说术后即可下地活动,并不要求卧床休息。永久起搏器的电极导线的头端是固定在心肌上的,体位不会产生不良影响。

在活动时要注意以下几点

(1)早期活动以术后24小时为宜。

(2)活动要循序渐进,由肢端关节活动开始。

(3)避免撞击、用力搓擦,避免用力上举术侧手臂,避免突然弯腰、甩手、振臂等动作。

如何防止切口出血?

(1)术中囊袋内先行生理盐水纱布压迫,充分止血。

(2)患者回病房后,起搏器埋藏处压沙袋6小时。

出院注意事项(危险因素防控)

(1)植入起搏器后的最初1~3个月,要避免剧烈运动,一般日常活动没有关系，适度的体育锻炼如散步、慢跑也可以。

（2）患者至少每天早、晚各测1次脉搏，若比原脉搏心率小于6次以上，或感到胸闷、心悸、头晕及其他不适，应立即到医院就诊。

（3）需要注意的是，起搏器植入侧的上肢要避免大幅度活动，以免起搏器的脉冲发生器或电极导线发生移位。

（4）如果没有严重的器质性心脏病或其他疾病，可正常工作。

（5）可以开车，乘坐汽车、火车、飞机或轮船等。

（6）适度饮酒不影响起搏器工作，起搏器本身不受饮食的影响。

（7）机场安全检查仪器对起搏器没有影响，但起搏器能触动金属探测报警器，患者应事先向安检人员出示起搏器ID卡（一般植入后3个月左右，起搏器公司会邮寄至患者家中或放在为患者植入起搏器的医院里）。

（8）多数家用电器是安全的。电吹风、电动剃须刀、电烤箱、电熨斗、电风扇、电视机、电冰箱、电脑、吸尘器、洗衣机等只要没有漏电，一般不会影响起搏器，可以放心使用。

（9）避免磁铁靠近起搏器，包括磁疗健身器械。

（10）植入起搏器的患者，应远离电台发射站、电视发射台、转播车、发射机、雷达、马达、内燃机、高压电场、变压器、发电厂的发电车间、电弧焊接、医院的磁共振仪等强磁场和强电场。

（11）植入侧的手臂避免做剧烈活动及负重。

（12）起搏器患者应尽量避免手机靠近起搏器，打手机时最好使用植入侧对侧手，并使手机与起搏器的距离保持在15厘米以上。

（13）当起搏器受到低频（100赫兹左右）震动时，可能导致感知功能异常，应避免打开引擎盖修理汽车发动机、驾驶摩托车或乘坐剧烈颠簸的汽车。

（陈学颖）

起搏好自在，随访保平安

起搏器随访是必须的吗？

为确保起搏器处于正常状态工作，术后规范随访是必须的。通常的随访周期是两头密、中间疏。常规术后1、3、6、12个月，之后每年1~2次随访，到起搏器电量接近耗竭前，再次加密随访频率，每3个月甚至更勤。在患者身体状态良好的情况下，起搏器随访是必须而不紧急的事件，如心脏无特别不适，可适当延长随访时间。

术后哪些情况必须尽快就医？

（1）伤口新，有异样。新植入患者伤口处出现红肿、异常分泌物、渗血、异常隆起等情况。

（2）常跳慢，有症状。若自测心跳多次明显低于起搏器预设频率（通常60次/分），尤其如若伴有气急、晕厥、胸痛等起搏器术前的症状，请及时就医。

（3）症状重，有放电。若是CRT或ICD植入患者，有心衰症状加重如呼吸困难、夜间不能平卧、尿量减少、下肢水肿、胃口不佳等情况出现，以及有ICD电击时建议及时就诊。

（4）使用多，更换快。若已在之前的随访中被告知起搏器电池处于接近择期更换指征（Elective Replacement Indicator，ERI）状态，且起搏比例高的患者，随访间期不可超过3个月。

因各种原因无法到植入医院随访怎么办？

通常植入医院有患者完整的就诊资料，更加熟悉患者病情。首推患者术后到植入医院完成随访。但如果确因特殊原因无法到植入医院随访，建议到就近有随访资质的医院进行起搏器随访。

远程随访是什么？

远程随访系统可以实现起搏器远程监控，随时随地通过网络将监测到的数据传给专业团队，如植入设备数据有任何异常，医生可更及时地了解患者情况并进行处理。当前的远程随访技术监测到的数据与门诊随访看到的数据相同，远程随访可以由患者在家中自主操作，方便患者更及时地了解起搏器工作状态。

远程随访的优势

①随访更便捷，减少门诊随访等候时间。②发现更及时，帮助患者及时发现病情变化，以便医生给予积极治疗。③减少住院，节约费用。④就诊更方便，通过相应设备在有网络覆盖的地方即可随时随地进行数据传输。

随访小贴士：出行前，务必确认医院随访门诊开诊时间（起搏随访门诊通常不是每天开诊，有固定开诊时间）；除常规医保卡外，务必携带《起搏器植入设备识别卡》（简称"担保卡"）（如无担保卡，请携带上次随访报告或者出院小结等可以证明起搏器型号的材料），以确保医院正确预备程控仪来高效完成随访。

（陈学颖）

植入心脏起搏器后能做磁共振检查吗？

首先，让我们来了解一下磁共振是什么？

磁共振成像（magnetic resonance imaging，MRI）是医学影像学发展史上的重大革新，它具有零辐射，优越的软组织分辨率，真正的三维成像，以及功能成像等诸多优势，使得磁共振在肿瘤诊断、神经系统检查、软骨关节等领域处于无可替代的地位，被认为是软组织成像的"金标准"。

其次，哪些人需要做核磁共振检查？

流行病学资料显示，年龄大于 65 岁的患者因卒中、前列腺癌、骨关节炎、结直肠癌等原因而行 MRI 检查的需求成倍增加。

更重要的是，MRI 检查的高需求年龄段恰巧也是心脏起搏器植入的高年龄段（55~80 岁）。卡林（Kalin）等的研究报道，50% ~75%的患者在植入心脏起搏器后可能需要进行 MRI 检查，我国刘兴鹏等开展的调查研究发现，8 家心律失常中心共计 950 例患者中，321 名患者具有 MRI 检查的真实需求，约占总研究人数的 1/3。因顾虑磁共振对起搏器的影响，该研究中 91% 的患者进行了 CT 检查，1%的患者进行超声检查，8%的患者直接放弃检查。

因此，MRI 兼容心脏起搏器是临床需求所趋。

为什么植入普通心脏起搏器后不可以做磁共振（MRI）检查？

对于非 MRI 兼容起搏器在进行 MRI 扫描时，心室导线可能出现过度感知，抑制起搏脉冲发放，若是起搏依赖患者，则会导致起搏器停止工作，严重时可能导致死亡。另外，当患者自身心率较快时，簧片开关在主磁场保持关闭，发放非同步刺激脉冲（DOO/VOO/AOO），出现竞争性节律可能诱发室速甚至室颤。还有 6.1% 的起搏器会发生电重置（电池电压并没有发生变化）。导线头端温度还会升高，可能导致起搏失夺获或心肌穿孔。

近年来，已经有心脏起搏器公司研发出了 MRI 兼容的起搏器。

兼容 MRI 扫描的心脏起搏器有哪些特点？

1. 避免磁场下的强制起搏或者不起搏

（1）簧片开关被电子传感器代替。

（2）磁场下可程控。

2. 避免磁场下电重置

（1）最小化铁磁元件。

（2）内部电路保护。

3. 避免电极导线的升温

导线连接处使用滤波电容。

4.MRI 扫描时的易用性

问：植入这样的心脏起搏器会不会比较困难，要更久的手术时间？

答：不会。和以往手术操作完全相同。

问：植入了这种心脏起搏器就可以大步迈向 MRI 检查室了吗？

答：做 MRI 检查以前，医生会对起搏器进行简单的程控工作，测试起搏器参数，若参数良好的话会将起搏器调整成磁共振兼容模式（类似手机打开飞行模式），这样就能安全做磁共振检查了，做完后再恢复原有模式。

问：现在大家用的是不是全都是这样的兼容MRI的心脏起搏器？

答：并不是。其实有些患者并不适合植入这样的起搏器，比如起搏器更换患者，原本不兼容MRI的起搏电极不更换，就没有必要植入此类起搏器，还有如果体内原本就有磁共振不兼容的其他金属或设备，那也是没有必要再植入。

问：植入兼容MRI检查的心脏起搏器后是否可以马上去做MRI检查？

答：不要这么着急，至少要植入后6周才可以做MRI检查。

（陈学颖）

起搏器更换升级

浅谈起搏器升级

装好起搏器后随访时或是到了要更换起搏器的时候，发现身体又有其他疾病，那起搏器是不是也应该针对现在的疾病升级更新一下呢？

起搏器升级不比手机软件升级，需要植入新导线，有时候机器也要升级换新的，重新手术还要重新花一笔钱，所以新装的时候要充分听取医生的建议选用合适的起搏器，千万不要贪便宜该装双腔时选单腔，以减少后面需要升级的可能性。

单腔→双腔：加一根导线

患者 10 年前因经济条件受限，植入单腔起搏器，目前电池耗竭，需更换起搏器，同时患者的经济状况好转，提出升级为双腔起搏器。

单腔升级双腔可行吗？单腔升级双腔起搏器是可行的，更换起搏器（即脉冲发生器，一般在原切口处更换，升级时也可能在对侧重新植入）时，再植入 1 根心房电极导线即可。电极导线是通过锁骨下静脉送入心脏的。

但是如果患者上次植入起搏器的血管出现了狭窄，则升级过程比较复杂。以前面提到的那位患者为例，原电极已植入 10 年，电极与血管之间已经发生粘连，从同侧再次植入电极比较困难，那么双腔起搏器需要的心房电极导线就有可能会从对侧重新植入。

升级为磁共振兼容起搏器

是否可以更换磁共振兼容起搏器，主要取决于起搏电极是否兼容磁共振。除非是特别久远的电极，目前大部分电极都可以兼容磁共振，可询问医生确认。

特别要提示的是：身体内不能有其他不兼容磁共振的金属异物或设备，否则升级为磁共振兼容起搏器还是不可以进行磁共振检查的。

安装磁共振兼容起搏器也不能随意做磁共振检查，需要在符合条件的时间、磁场下，在心内科医生、技术工程师和影像医生共同协作下完成。

升级为 ICD、三腔起搏器

在发生心衰、恶性心律失常等情况下，普通起搏器需要升级为 ICD 和三腔起搏器。

1. 带除颤功能：只能重新植入

对于升级 ICD 和带除颤功能的三腔起搏器（CRTD），我们只能选择重新植入。

因为这两种起搏器的心室电极导线为除颤电极，普通起搏器的电极导线不具备这种功能（如果植入较短时间进行升级，可考虑拔除原有的电极导线，但如果植入时间较长，无法拔除时，只能将原电极导线旷置）。

2. 不带除颤功能：加根电极导线

升级为不带除颤功能的三腔起搏器（CRT），可保留原心室电极导线，加入左室电极导线后更换升级为三腔起搏器。

升级希浦系统生理性起搏

当出现起搏导致的心功能恶化时，可考虑升级为目前最具有生理性的希浦系统起搏。

升级的方法为增加希浦系统起搏电极植入希氏束或左束支区域，原右室电极拔除或包埋。也可以根据病情升级 CRT，希浦起搏电极和左室电极一起融合起搏。

（陈学颖）

处方笺

心脏瓣膜病
热点问题

医师：＿＿＿＿＿＿＿＿＿＿＿

临床名医的心血之作……

瓣膜介绍

人体中的单向阀——心脏瓣膜

一个健康的心脏以固定的路线通过四个瓣膜和四个腔室向全身泵送血液。主动脉瓣、二尖瓣、肺动脉瓣和三尖瓣——四个瓣膜是心脏中极其重要的结构，像单向阀一样控制着左、右心房和左、右心室四个腔室中血液的流入和流出。每个瓣膜都有特定的位置、结构和功能，静脉血从静脉流向右心房，然后通过三尖瓣流向右心室，右心室通过肺动脉瓣将它泵入肺部以结合氧气，结合氧气后的血液变为动脉血，然后它回流至左心房，再通过二尖瓣泵入左心室，最后血液从左心室通过主动脉瓣流向身体的其他部位。当心脏泵血时，这四个瓣膜不断打开和关闭以确保血液的流向和时机正确。与此同时，四个瓣膜的开关也会产生两种声音，这就是心跳的声音。

在某些情况下，一个或多个瓣膜无法正常打开或关闭，这将阻碍血液从心脏泵向身体。常见的心脏瓣膜问题主要有两种类型：反流，是由于瓣膜不能正常关闭而导致的血液倒流；狭窄，是当瓣膜的瓣叶变厚、变硬或粘连在一起时导致开放受限。任何一个瓣膜中都有可能发生以上两种类型的问题，多数原因是风湿性心脏病、先天性瓣叶异常和后天性瓣叶退化等。有些人可能有心脏瓣膜疾病，但可能没有任何症状。心脏瓣膜疾病往往会随着时间的推移而恶化。心脏杂音往往是心脏瓣膜问题的第一个迹象，但其他症状会随着年龄的增长而出现，如胸痛、胸闷、气急、下肢水肿等。心脏瓣膜病的治疗方法取决于受影响的心脏瓣膜和疾病的类型和严重程度。心脏瓣膜病有时需要通过手术修复或置换心脏瓣膜来得到解决。

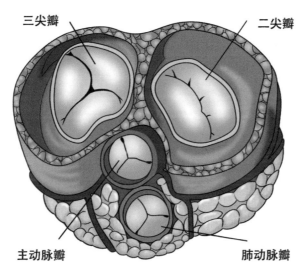

图6　心脏内的四组瓣膜

（刘高　李军）

主动脉瓣疾病

一个看不见的"生命开关"——主动脉瓣

什么是主动脉瓣?

人类的心脏有 4 个房间,分别是右心房、右心室、左心房和左心室。血液从全身的静脉回流到右心房,通过一扇门(三尖瓣),到达右心室,再通过一扇门(肺动脉瓣),到达肺部获得氧气,回流到左心房,再通过一扇门(二尖瓣),到达左心室,最后通过一扇门,就是我们说的主动脉瓣,然后通过主动脉将血液中的氧气输送到全身。

主动脉瓣可能受到怎样的伤害

人类一生心脏大约跳动 25 亿到 30 亿次,主动脉瓣随着心脏跳动开放和关闭 25 亿到 30 亿次,如果心跳的次数偏快,这个数量还会更多。随着这扇门开关次数的增多,门会出现耗损,它的开关幅度和门缝的严实程度都会受到影响。

如果门不能完全打开,则会出现"主动脉瓣狭窄",左心室将血送到主动脉将变得十分费力。大家都知道正常血压大约在 120/80 毫米汞柱,而严重主动脉瓣狭窄的患者,左心室内压力可能要达到 200~300 毫米汞柱，才能将血液通过狭窄的门送到全身，时间久了，心脏受不了了，就出现"心力衰竭"。同时，由于门变小了，心脏送出的血流也变小了，全身获得的氧气也会变少，就会出现头晕、乏力、胸闷、胸痛、气促、血压低等情况。

如果门不能完全关闭，就会出现"主动脉瓣反流"，左心室好不容易送入主动脉的血液又会倒流回左心室内，使心室出现"无效收缩"。就像船底破了洞，明明很费力抽水，但船里的水仍然只多不少。此时，心脏将增加收缩力度和心跳速度，以保证全身的供血，时间久了同样会出现心力衰竭。而全身得不到足够的氧气，也会出现与主动脉瓣狭窄相类似的症状。

如何保护主动脉瓣

主动脉瓣每时每刻都在承受着我们的冲击，因此，控制血压是重要的措施之一。主动脉瓣狭窄多见于老年人，原因是瓣膜老化、耗损，也就是瓣膜用的时间越长，开闭的次数越多，越容易出现功能减退。因此，对于已经出现瓣膜狭窄，或是先天性瓣膜畸形的患者，应该避免过量运动，控制心跳速度，以减少耗损。当然，对于正常人来说，没有必要因为顾忌瓣膜耗损而惧怕运动，因为正常瓣膜具有良好的耐久度。

（洪楠超　漆祎鸣）

拿什么拯救你，我的主动脉瓣？

主动脉瓣狭窄的危害

主动脉瓣狭窄（Aortic Stenosis，AS）是常见的心脏瓣膜病，发病率随年龄增加而明显增长。在西方，小于 65 岁人群中 AS（中度及以上）发病率小于 0.5%，大于 65 岁人群中 AS 发病率约为 2%，而在 85 岁以上人群中占比达 4%。我国逐渐进入人口老龄化社会，主动脉瓣狭窄患者数量也逐渐增多。根据复旦大学附属中山医院心超数据库分析估测，我国 65 岁以上 AS 患者数量估计超 150 万。年轻 AS 患者中主要病因为先天性二叶式畸形和风湿病，老年患者中主要病变为老年退行性钙化病变。轻度的 AS 可无症状，随着 AS 程度的加重，患者出现临床症状。典型的 AS 症状包括活动后呼吸困难、心绞痛和晕厥。其中活动后胸闷气促为最常见的症状。严重主动脉瓣狭窄患者会导致猝死。一旦出现症状，死亡率显著增加，预后很差，若不及时手术干预，预期生存年限仅为 2~5 年。

如何治疗主动脉瓣狭窄？

AS 的治疗方式主要分为药物治疗和手术治疗。药物治疗对改善

AS 的预后非常有限，主要用于改善相关临床症状。有效的 AS 治疗方法是手术，包括外科手术治疗及介入手术［即经导管主动脉瓣置换术（TAVR）］。外科手术既往为治疗 AS 的标准方法，但术中需要体外循环、心脏停搏以及开胸，创伤大、风险高、恢复慢。但因其疗效确认，仍为年轻及外科手术低风险 AS 患者的主要治疗方法。TAVR 不需要开胸，术中不需要建立体外循环及心脏停搏，较外科手术具有更微创、术后恢复更快、患者耐受性高等优点，目前已成为老年及外科手术高风险 AS 患者首选的治疗方式。无论患者何种病因引起 AS，一般均可行 TAVR。TAVR 手术创伤小，通过穿刺股动脉进行手术，患者术后一般 3~5 天即可出院，出院后可逐渐恢复日常体力活动，也可到专门的心脏康复门诊开具运动处方协助心肺功能锻炼。

（洪楠超　漆沛鸣）

主动脉瓣关闭不全可以修复吗？

主动脉瓣是连接左心室和升主动脉的单向阀门，瓣膜的功能是在左心室收缩期充分打开，引导血流无阻碍地从心脏泵向主动脉继而去往全身各个脏器；而其在心室舒张期关闭，阻止血流返回心室，并参与维持舒张压保证冠状动脉血供。主动脉瓣关闭不全就是指心室舒张期主动脉瓣不能完全关闭导致血流从主动脉返回左心室。

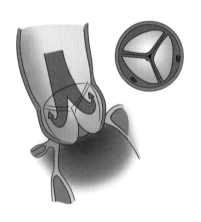
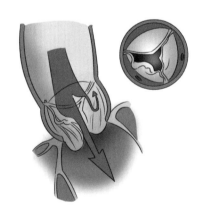

正常主动脉瓣　　　　　　　　　　　主动脉瓣关闭不全

图 7　正常主动脉瓣和关闭不全的主动脉瓣

主动脉瓣关闭不全是十分常见的心脏瓣膜疾病，产生这种疾病的原因有很多，根据结构上的区别可以分为：①瓣叶本身脱垂、卷曲、赘生物形成、穿孔等导致三个瓣叶无法对合。②主动脉根部扩大或者夹层导致瓣叶附着部分不对称进而对合不良。③先天性主动脉瓣二叶或者四叶畸形等。

反流程度较轻的主动脉瓣关闭不全可能没有症状，随着反流的加重，心室逐渐增大，超过代偿限度后多出现胸闷、气急、活动耐力下降等心功能不全的症状。出现症状的主动脉瓣反流往往较为严重，少数患者症状轻微但是心超提示严重的主动脉瓣反流，这两类患者均需要手术治疗。

传统的主动脉瓣手术以瓣膜置换为主，疗效确切且安全，但是年轻患者置换机械瓣需终身抗凝治疗，生活质量降低，置换生物瓣则面临再次手术风险，故保留瓣膜的手术即主动脉瓣修复术近年来开始兴起。

主动脉瓣的修复针对前文所说的结构上的病因主要分为三大类：第一类针对单纯的瓣叶病变，如瓣叶脱垂、瓣叶赘生物形成等，不伴随主动脉瓣瓣环结构的改变，可以通过将脱垂的瓣叶缩缝，切除赘生物等使三个瓣叶恢复对称结构完成修复。第二类较多见，主动脉根部扩大或者夹层导致瓣环扩大，瓣叶失去足够对合高度，三扇瓣叶无法紧闭，此类患者可以通过重建主动脉根部，缩小根部直径，提高瓣叶对合高度，从而实现瓣膜的修复。这种手术有多种手术方式，往往在较大的心脏中心由有丰富经验的外科医生实施。第三类针对主动脉瓣二叶畸形的患者，这类患者主动脉瓣病变既有瓣叶结构的异常，也多合并主动脉根部的扩张，需同时进行瓣叶和根部的修复，目前在成熟的心脏中心已有丰富的修复经验，往往有较好的手术效果。

对自体瓣膜的保留是心脏外科瓣膜亚专科医生不断追求的目

标，但是目前仍有相当一部分主动脉瓣反流患者无法完成修复手术需接受瓣膜置换。未来随着对疾病认知的进展和外科技术的进步，相信越来越多的主动脉瓣关闭不全患者可以保留自己的主动脉瓣。

（翟骏宇　李军）

二尖瓣疾病

二尖瓣狭窄患者应该看内科还是外科呢？

什么是二尖瓣狭窄？

二尖瓣是心脏内左心房和左心室间的一扇门，防止血液从左心室回流到左心房。血液在肺部吸收氧气后，回流到左心房，通过二尖瓣，进入左心室，最后被送到全身。这扇门（二尖瓣）不能完全打开称之为二尖瓣狭窄，其主要原因是风湿性心脏病和老年人（>65 岁）的瓣膜老化。

二尖瓣狭窄需要治疗吗？

一般而言，轻度的二尖瓣狭窄暂时可以不需要治疗，但狭窄程度会随着时间的推移逐渐严重，因此需要定期复查心脏彩超，观察狭窄程度的变化。当狭窄程度达到中重度（二尖瓣打开后血流可通过面积小于 1.5 厘米^2）以后，左心房内的血液进入左心室将出现困难，左心房内压力逐渐增高，将导致左心房被撑大，心房颤动的概率将明显升高。出现心房颤动以后，左心房内的血液容易凝结，患者十分容易发生脑梗，进而危及生命。因此，二尖瓣狭窄的患者出现心房颤动以后，一般都需要使用华法林进行抗凝治疗，避免左心房内血液凝固。

左心房内压力升高后，肺内的血液回流入左心房将受到阻碍，导致全身获得的氧气减少，患者就会出现胸闷、气促、呼吸困难等症状，在活动后氧气需要量增加时尤为明显。肺内血管压力的升高还可能导致血管破裂，发生咳出血液的情况。当出现这些不适时，患者应该及时到医院进行治疗。

来医院治疗，应该看什么科呢？

二尖瓣狭窄目前主要有两种治疗方式，第一是心内科的二尖瓣球囊扩张，第二是心外科的二尖瓣置换。二尖瓣球囊扩张指的是通过人的股静脉，将球囊（类似于气球）通过房间隔，送到二尖瓣的位置，用液体将球囊打起，球囊扩张后将二尖瓣口撑开，从而达到治疗二尖瓣狭窄的目的。二尖瓣置换通常指的是外科开胸后，在心脏停搏，人工维持血液循环的情况下，将狭窄的二尖瓣剪下，再缝上人工瓣膜。

一般而言，在患者二尖瓣没有明显钙化、关闭不全的情况下，应该首选二尖瓣球囊扩张，因为它只是将相互粘连的二尖瓣叶的交界处撕开而不损害二尖瓣叶本身，效果确切且安全、创伤小。二尖瓣球囊扩张术后有一定概率再次出现狭窄，国外大型研究显示，5 年再狭窄率为 15%，10 年再狭窄率为 25%，出现再狭窄，可以再次进行二尖瓣球囊扩张治疗。

当医生评估二尖瓣球囊扩张不合适时，应该到心外科就诊，评估二尖瓣置换的可能性。

（龙愉良　漆祎鸣）

手拉手，缘对缘，简单有效把门关

人的二尖瓣位于左心房和左心室之间，由前瓣和后瓣两个瓣叶以及瓣叶的附属结构——腱索和乳头肌共同组成。生理状态下，当左心室收缩时二尖瓣的前后两个瓣叶的边缘对拢防止血流反流回心房，当两个瓣叶因为各种原因在心室收缩时无法严丝合缝地对拢时，就出现了二尖瓣反流，严重的二尖瓣反流会显著增加患者住院率和远期死亡率。

在 1991 年，来自意大利的外科医生阿尔菲星（Alfieri）发明将二尖瓣反流中心区域的前叶和后叶对拢再缝合起来，就像前叶和后叶手拉手，将一个大的二尖瓣口变成两个小的二尖瓣口，用于治疗二尖瓣反流，这种手术方式不仅操作简单，并且有效，因此被命名为"缘对缘修复"（edge-to-edge repair，EER）。在当时，阿尔菲星医生大胆提出设想：该术式可以通过微创的方式完成，这成为后续"经导管缘对缘修复"（transcatheter edge-to-edge repair，TEER）术式的起源。

TEER 术式虽然简单，但 TEER 器械的研发却困难重重，自TEER 术式问世二十余年，至今全球范围内仅有 2 款器械（美国雅培公司的 MitraClip 和美国爱德华生命科学的 PASCAL）获批上市，并且第二款是近年才获批的。面对国外 TEER 器械的"钟表般"精密的零件制造加工技术，一度让国内医疗器械工程师望"洋"兴叹。加上国外对我国的出口限制，导致我国曾经长达十几年没有 TEER 器械可以使用。直到在 2017，这一困境终于被打破，由复旦大学附属中山医院心内科团队联合上海捍宇医疗公司共同研发的中国首个 TEER 器械 ValveClamp 正式进入临床研究，开启了国人探索 TEER 治疗二尖瓣反流的旅程。如今国内已有多款 TEER 器械相继进入临床研究，相信不久的将来就会在国内广泛应用。

由于在 TEER 技术诞生的前十余年时间内，有且仅有 MitraClip 一款 TEER 器械，TEER 的发展史曾经一度就是 MitraClip 的发展史，TEER 的适应证全部出自 MitraClip 器械的临床研究。2003—2006 年的 EVEREST I 研究（共纳入 55 名患者）证明了使用 MitraClip 进行 TEER 的可行性。2005—2008 年开展的 EVEREST Ⅱ RCT 研究（共纳入 279 例患者）对比了 TEER 与外科手术，在对于适合外科手术的人群中，虽然 TEER 具有微创的优势，但二尖瓣残余及再发反流高于外科手术。2007—2008 年开展的 EVEREST Ⅱ High Risk 研究纳入不适合行外科手术或外科手术高危患者（共纳入 78 例患者）证明 TEER 可以使不能耐受外科手术的患者获益。基于上述临床研究结果，2008 年 MitraClip 获批用于治疗原发性/退行性二尖瓣反流。MitraClip 治疗继发性/功能性二尖瓣反流的研究也相继开展，其中证据级别最高的 COAPT 研究结果表明 MitraClip 治疗继发性二尖瓣反流优于单纯的药物治疗，因此 TEER 于 2020 年、2021 年分别获得美国和欧洲心脏瓣膜病管理指南的推荐用于外科手术高危或不能耐受患者的继发性二尖瓣反流的治疗。

如今，TEER 已经成为目前众多治疗二尖瓣反流的术式中发展最成熟、应用最广泛的、临床证据最充分，也是唯一得到欧美心脏瓣膜病管理指南推荐的术式。

（龙愉良　漆炜鸣）

二尖瓣关闭不全可以修复吗?

早在 20 世纪 50 年代的心脏外科萌芽时期,以 Lillehei CW 为代表的诸多心脏外科先驱就已尝试开展二尖瓣修复手术。随着对二尖瓣病变解剖和病理生理机制认识的深入,二尖瓣修复手术经历了多次理念和技术上的革新,迄今已发展成为包含多种手术技术以应对复杂病变类型的外科综合治疗体系。

那么,具体哪些类型的二尖瓣关闭不全是可以修复的呢?

退行性二尖瓣关闭不全

在西方国家,退行性二尖瓣关闭不全(degenerative mitral regurgitation,DMR)是最常见的类型;在我国,随着疾病谱的变迁,退行性病变在二尖瓣关闭不全患者中的比例也逐年升高,目前已稳居第二、并有赶超榜首的趋势。此类患者的二尖瓣病变通常有特征性的瓣膜脱垂、腱索断裂表现,因此也被称为"二尖瓣脱垂"。

对于 DMR 患者,国际权威的心脏外科指南明确提出,二尖瓣修复手术是治疗二尖瓣关闭不全的"金标准"。在不断创新与实践中,目前已有瓣叶切除、瓣叶折叠、人工腱索植入等多种成熟的瓣膜重建方式可用于二尖瓣退行性病变的修复。我们的经验表明,二尖瓣修复手术在绝大多数退行性二尖瓣病变中都可取得令人满意的远期疗效；对于特定节段，如二尖瓣后叶的脱垂病变更是可以达到近 100% 的修复成功率。

在 DMR 患者中，还存在一些特殊的群体，如以 Barlow 病（Barlow's disease）为代表的黏液样变性二尖瓣病变患者，该患者群体发病年龄普遍较低，相对于以纤维弹性组织缺失为特点的老年退行性病变，其二尖瓣病变更加复杂，手术修复的难度也更大，因此对于手术医生的经验有较高的要求。对于远期二尖瓣关闭不全复发的 Barlow 病患者，再次进行修复手术也是目前提倡的治疗方案。

感染性心内膜炎

在感染性心内膜炎（infective endocarditis，IE）患者中，二尖瓣是最常受累的部位之一，典型的表现包括瓣叶穿孔和赘生物形成、瓣叶和瓣环脓肿以及腱索断裂等。同时，感染性心内膜炎患者可能合并二尖瓣基础病变，如退行性变，或感染灶广泛波及前后叶的不同节段，导致病变更加复杂，修复手术的难度大大提高。因此，IE 累及二尖瓣所致的二尖瓣关闭不全是否可以修复需要视瓣叶损毁的程度而定。

对于"可修复"的感染性病变，国际上主流观点认为应当尽量实施修复手术以减少人工瓣膜及抗凝相关并发症。既往研究结果也表明，在充分清除感染的瓣膜组织并完成修复手术后，患者远期生存率和不良事件发生率均维持在较低水平。

继发性二尖瓣关闭不全

继发性二尖瓣关闭不全也称功能性二尖瓣关闭不全（functional mitral regurgitation，FMR），常见的原发病因主要有房颤、缺血性心肌病和主动脉瓣病变。房颤所致的心房功能性二尖瓣关闭不全

（atrial functional mitral regurgitation，AFMR）患者绝大多数在接受二尖瓣修复术后能够获得良好的近期预后，但修复手术的远期疗效因受到持续存在的房颤及舒张性心衰等多方面因素影响而不够确切。因此，对于 AFMR 患者实施二尖瓣修复手术是可行的，但术后也应长期随访并针对房颤和心衰等合并症进行治疗，以改善患者的远期预后。

缺血性心肌病和主动脉瓣狭窄或关闭不全均可造成左心室重构，从而导致二尖瓣继发性关闭不全。但前者所致的重度 MR 在手术修复后存在远期复发可能，保留全部瓣膜结构的二尖瓣人工瓣膜置换术可能是更加合理的手术策略。而后者通常需要在主动脉瓣手术同期对程度达到中度及以上的 MR 进行干预，我们的经验表明，二尖瓣修复手术有助于改善此类患者的预后。

风湿性二尖瓣关闭不全

风湿性心脏病的患者多于早年间有链球菌感染史，病程可长达数十年，其二尖瓣病变通常表现为二尖瓣狭窄及关闭不全的"双病变"，病变的瓣叶常增厚、钙化、粘连、活动僵硬，对此类病变实施修复手术目前尚存在极大争议。

心脏外科学家一致认为，二尖瓣修复术仅在瓣叶活动良好、瓣下结构病变或钙化轻微的风湿性二尖瓣病变中可行，且修复完成后应即刻评估跨瓣压差以确认是否需要进行人工瓣膜置换；对病变严重者，宜直接实施二尖瓣置换。因此，对于风湿性二尖瓣病变的修复我们仍保持谨慎的态度，以最大限度降低患者远期发生心衰或二次手术的风险。

微创二尖瓣修复手术的应用

近年来，在外科手术微创化的趋势下，胸腔镜辅助下经右胸前外侧小切口二尖瓣手术已逐渐成为单纯二尖瓣手术的常规手术方式。在微创路径下实施的二尖瓣修复手术与传统正中开胸手术相比同样安全、有效、可重复性高，目前本中心大多数单纯二尖瓣修复手术都通过微创入路完成。微创入路不仅能够胜任复杂的二尖瓣修复，并且有助于减轻患者心理负担，有利于无症状重度 MR 患者早期接受手术干预，从而使其获得更好的远期效果和生活质量。

但应当注意的是，在具有严重冠心病、房颤等合并症而需要同期行冠脉"搭桥"或房颤外科消融术等手术时，传统正中开胸手术仍是首选的手术方式。

（潘佳钰　李军）

二叶式主动脉瓣，瓣膜可以保留吗？

这天 29 岁的公司职员小白慌慌张张地走进医院心外科门诊，遇到医生就说："医生啊，你看我公司里体检心脏彩超发现我的心脏瓣膜不对劲啊，人家医生说正常人是三个瓣，而我的却只有两个瓣，我平时还可以健身跑步没有什么不舒服的，是不是要开刀啊？我上网搜了一下，哎哟，还要把我的瓣膜给换掉，每天都要吃抗凝药，我可不想年纪轻轻就吃上药！医生你救救我，一定要把我的瓣膜保住啊！"医生接过小白的心超报告一看，"小白，不要担心，你这是二叶式主动脉瓣畸形，娘胎里就带出来的东西，天生的，我给你讲讲怎么回事。"

正常人的心脏就像一台非常强劲的发动机，主动脉瓣就像这个发动机里面一个单向的阀门，也就是三叶式主动脉瓣，这是正常的瓣膜结构，大多数时候这个阀门有三个小叶，并且控制血液向同一方向流出。但是，有些人的主动脉瓣却与众不同，是由两个小叶组成的，这就是二叶式主动脉瓣，是一种先天性心脏病。近些年来随着心脏彩超体检的普及，越来越多年轻人发现自己存在二叶式主动脉瓣畸形，通常情况下这些患者都没有任何症状，仅仅是体检发现，然而对于他们来说，随之而来的则是各种各样的担忧。有些患

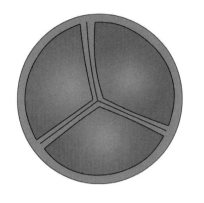
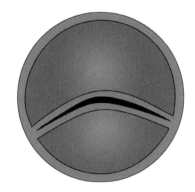

正常的主动脉瓣　　　　　　　　　　主动脉瓣二叶化畸形

图 8　正常的主动脉瓣和主动脉瓣二叶式畸形

者在互联网上查到，这种疾病到了后期只能通过手术解决问题，了解到可以进行主动脉瓣置换和主动脉瓣修复两种方式。主动脉瓣置换手术，简而言之就是用一个人造的阀门把自己的阀门替换，而人造阀门有两种，即生物瓣和机械瓣，两种人造瓣膜各有优缺点，分别面临耐久性有限和需要终身抗凝的问题。由于主动脉瓣置换带来的诸多不便，对于年轻患者来说，他们更希望进行主动脉瓣修复，也就是保留自己的主动脉瓣，对瓣膜或者主动脉根部本身进行修复，这样可以避免瓣膜置换所带来的缺点。那么所有二叶式主动脉瓣的患者都可以保留自体瓣膜吗？答案并非如此。

　　二叶式主动脉瓣修复手术对于手术医生的技术要求比较高，手术难度也大于主动脉瓣置换，一般在医疗水平较为落后，或者心血管外科经验不足的地区，则优先选择进行主动脉瓣膜置换手术，对于患者可能是更安全的。同样的，对于经验丰富的多学科团队来说，仍然需要仔细地对患者的主动脉瓣形态进行评估，例如瓣叶是否钙化、是否合并主动脉瓣狭窄、是否影响瓣叶的活动、主动脉瓣反流的程度等。经过仔细评估和慎重选择之后，在成熟的医疗中心，二叶式主动脉瓣的修复通常能达到满意的结果。

因此，二叶式主动脉瓣，自体的瓣膜是否可以保留？这是一个十分复杂的问题，而主动脉瓣修复与主动脉瓣置换又各自有不同的优劣，对于一般患者来说，可以做到的是早发现，密切观察随访，及时与医生沟通了解，同医生一起做出最利于自己的治疗方案。

（左政　李军）

三尖瓣疾病

三尖瓣反流的前世今生

三尖瓣及其瓣环、腱索、乳头肌形成的复合体分隔右心房与右心室，保证右心血液往肺动脉的单向流动。回顾数十年来瓣膜疾病的外科治疗历史，我们会发现瓣膜治疗的重点主要集中在以主动脉瓣及二尖瓣为主的左心瓣膜方面，三尖瓣疾病在过去很长一段时间内被忽略。然而在我国，每年新增症状性中度以上三尖瓣反流患者12万人，存量三尖瓣反流患者超过100万人。美国有160万人口罹患中重度三尖瓣反流，人群筛查诊断率为0.8%~1.2%。与高患病率相对应的，是重度三尖瓣反流患者一年生存率仅为63.9%。因此，三尖瓣反流应受到重视。

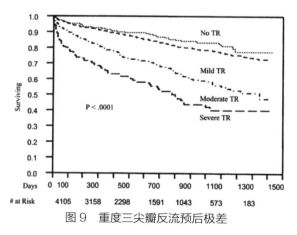

图9 重度三尖瓣反流预后极差

发病原因

三尖瓣反流高发于老年人群，其最常见的病因为功能性反流，主要是由于左心疾病、心房颤动或肺部疾病等引起右心室的重构，导致三尖瓣环扩张和瓣叶的栓系所致。相对来说，三尖瓣器质性反流，如由于先天性畸形及外伤等引起的反流相对少见。

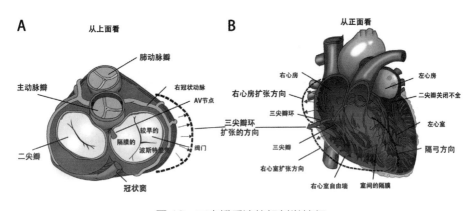

图 10 三尖瓣反流的解剖学特征

临床表现

由于右心系统主要负责血液自静脉回流，并泵入肺循环，所以当三尖瓣出现反流时，常造成右心房及右心室的扩大，常见为乏力、胸闷、颈静脉充盈。晚期可因右心室衰竭进而出现体循环淤血的表现：如水肿、颈静脉怒张、肝大、腹水等。长期体循环淤血还可造成造血功能下降、皮肤瘙痒。心脏听诊可闻及胸骨左下缘全收缩期杂音，吸气或压迫肝脏后杂音可增强。值得注意的是，三尖瓣反流有较长的无症状期，若合并有二尖瓣病变，其肺淤血的症状（如呼吸困难）可因反流而减轻。

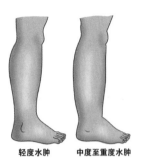

轻度水肿　中度至重度水肿

图11　水肿

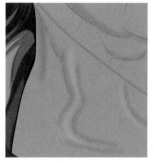

图12　颈静脉怒张

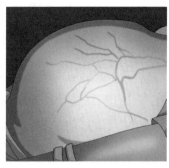

图13　腹水

诊断方法

超声心动图（心超）为确诊三尖瓣反流重要的方法。通过综合评估三尖瓣结构、反流的面积等参数后，可分为轻、中、重度反流。此外，通过胸片发现右心房扩大，心电图发现右心房肥大、右束支传导阻滞等也可提示三尖瓣病变的存在。

（蒋昊　林大卫）

三尖瓣反流的未来展望

什么是三尖瓣反流？

三尖瓣位于右房与右室交界处，由三片三角形瓣膜组成，三尖瓣的闭合保证血液由右心房向右心室方向流动。随着医疗技术的发展以及人们对三尖瓣反流研究的深入，三尖瓣不再是"被遗忘的瓣膜"。近年来研究发现，三尖瓣反流高发于老年人群，常继发于左心系统疾病、心肌病及心房颤动等，越来越多的临床证据表明严重三尖瓣反流与患者不良预后相关。

三尖瓣反流的治疗

三尖瓣反流是否需要治疗，及其治疗方案，与严重程度相关。

经常有人发出疑问："我体检报告上写着三尖瓣轻度反流，我的心脏是不是出问题了，我该怎么办？"首先，轻度三尖瓣反流不需要恐慌，很多人做体检都会有三尖瓣轻微或者轻度反流，毕竟心脏瓣膜要做到完全闭合是有难度的，偶尔发生的轻微或者轻度反流属于生理现象，如果没有其他心脏疾病，也没有其他症状的话，定期到医院检查心超即可。但当出现中重度反流时，则需要重视了。

对于中重度反流，首先要明确病因，如果是三尖瓣组织的原发性损伤，则需要选择经导管瓣膜修复、置换或者外科手术，若是由心肌梗死、心衰、心房颤动或肺高压所致，则应治疗这些疾病，并选择性地进行瓣膜置换或者修复。

重度三尖瓣反流治疗的发展及展望

重度三尖瓣反流药物保守治疗效果不佳，以往重度三尖瓣反流多采用外科手术修复或置换，但具有极高的风险。近年来，经导管三尖瓣介入器械的创新极大地推动了三尖瓣反流治疗的发展，丰富了三尖瓣反流的治疗手段。

针对经导管三尖瓣介入治疗的策略主要包括：减小三尖瓣环的经导管瓣环成形术、改善瓣叶接合的瓣叶边缘对合技术、经导管三尖瓣瓣膜置换术、经皮异位三尖瓣置入术。经导管三尖瓣修复或者置换术在三尖瓣反流的治疗中均展现出良好的有效性和安全性。经导管三尖瓣介入治疗的发展方向为：（1）探索经导管三尖瓣置换的理想时机，与患者临床状态、反流程度、右室功能和肺动脉高压状态相关。（2）筛选合适的患者。（3）个体化选择最佳器械和入路。此外，未来需要努力改善术后瓣周漏，并在长期随访中实现患者持续良好的临床获益。随着技术的进步、设备的创新以及相关领域经验的积累，将会逐步扩大三尖瓣介入治疗的适应证，以更小的创伤、更多的获益，为广大三尖瓣反流患者提供治疗机会。

（蒋昊　林大卫）

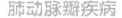

肺动脉瓣疾病

一扇被忽视的"生命之门"——肺动脉瓣

辨别"真凶"

有这样一类患者，平日咳嗽、气喘、乏力，运动后加重，甚至出现呼吸困难、胸痛等症状，但肺部检查未发现肺炎或者呼吸道感染，心超检查结果为肺动脉瓣重度狭窄，医生说是先天性心脏病，于是患者和家属慌了，这到底是肺部还是心脏的问题，是一种什么样的疾病呢？其实这是肺动脉瓣先天性狭窄引起的相关症状，因为肺动脉瓣在心脏瓣膜中面积最小，功能最小，常被忽视。

肺动脉瓣的定义与功能

（1）定义：肺动脉瓣位于人体胸骨左缘第二肋附近，在心脏中处于人体右心室和肺动脉之间的连接处，是血液循环不可或缺的通道，可谓是一扇"生命之门"。三片半月形的瓣膜（左瓣、右瓣、前瓣）组成肺动脉瓣。

（2）肺动脉瓣的生理功能：肺动脉的功能主要为在心室舒张时，抑制肺动脉中的血液反流到右心室。

肺动脉瓣疾病的分类

（1）肺动脉瓣狭窄：表现为右心室收缩时肺动脉瓣不能正常完全张开，占所有先天性心脏病的 8%~10%。肺动脉瓣狭窄根据右心导管测得的右心室压力及跨瓣压差分为轻、中、重三个级别。肺动脉瓣轻度狭窄无症状，而重度狭窄则表现为咳嗽、活动后或者安静条件下的心悸和乏力。

（2）肺动脉瓣反流：指肺动脉关闭不全。当心室舒张时，由于肺动脉瓣无法完全关闭，导致血液从肺动脉经肺动脉瓣流入右心室中。肺动脉高压的病因分为：①功能性病变，肺动脉高压所致，多见于二尖瓣狭窄、主动脉瓣狭窄、房间隔缺损、室间隔缺损等疾病。②医源性病变，多出现在法洛四联症矫治术之后。此外，还可能由肺动脉瓣先天性发育不良、风湿性心脏病等因素所致。长期的肺动脉瓣反流将导致右心衰，表现为胸腔积液、下肢水肿、胸闷气短等症状。

治疗方案

（1）药物治疗：肺动脉瓣狭窄或者反流早期可通过使用利尿剂等药物改善症状，当反流或狭窄持续加重，影响右心功能时，应进行外科手术或者导管介入治疗。

（2）外科手术治疗：适用于任何类型需要治疗的肺动脉瓣狭窄或反流，尤其是瓣叶发育差、组织增厚或是瓣环偏小等不适宜经导管介入治疗的患者。手术采取瓣叶交界切开、瓣叶部分切除、跨肺动脉瓣环补片等方式。手术治疗缺点为创伤较大，恢复期长。

（3）经导管介入治疗。

①经皮肺动脉瓣球囊扩张成形术：经皮肺动脉瓣球囊扩张成形术的手术方案及相关器械均已十分成熟，主要用于孤立性肺动脉瓣

狭窄患者的介入治疗。

②经皮肺动脉瓣植入：以往，肺动脉瓣替换大多采用外科开胸的方式使用生物瓣或同种瓣进行。随着技术的发展，现在也可以使用经血管介入的途径进行肺动脉瓣置换。

（金沁纯　林大卫）

不开胸，修大门——经皮介入肺动脉瓣治疗术

肺动脉瓣反流的危害

肺动脉瓣反流常见于先天性心脏病相关肺动脉瓣狭窄或闭锁而接受肺动脉瓣切开的患者（如法洛四联症）。轻度的肺动脉瓣反流一般不会引起明显的临床症状。但当进展为中度肺动脉瓣反流时，患者可表现为肝脾肿大、下肢水肿等右心功能失代偿表现。一旦进展至重度肺动脉瓣反流，患者的右心系统明显受累，随着右心腔室的增大，右心室收缩功能明显减退，可表现为活动耐力受限，心律失常甚至猝死可能。

肺动脉瓣反流的治疗措施

肺动脉瓣反流可包括药物治疗和手术治疗。药物治疗仅能改善肺动脉瓣反流相关的临床症状，但无法影响预后；肺动脉瓣反流唯一有效的治疗方法是手术。再次开胸手术植入带瓣管道或人工瓣膜的是既往治疗肺动脉瓣反流的主要途径。但是二次（及以上）外科手术需要心脏停搏，体外循环，损伤较大。同时，长期严重肺动脉瓣反流的患者常可见明显扩大的右心室，增宽的肺动脉，其心包腔

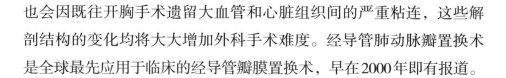

也会因既往开胸手术遗留大血管和心脏组织间的严重粘连，这些解剖结构的变化均将大大增加外科手术难度。经导管肺动脉瓣置换术是全球最先应用于临床的经导管瓣膜置换术，早在2000年即有报道。

经导管肺动脉瓣植入术

经导管肺动脉瓣置换术是在外科瓣膜置换术基础上诞生的肺动脉瓣介入干预模式，其仅需要穿刺股静脉，经右心系统到达病变的肺动脉瓣处，在原位植入一个新的人工瓣，具有不需要开胸、创伤小、手术时间短、无需体外循环支持、手术安全性高、术后恢复快的特点，适合用于心功能严重受损、全身情况较差的高危患者。

（金沁纯　林大卫）

生物瓣

如何让生物瓣膜使用得更久一些呢?

随着老龄化社会的到来,心脏瓣膜疾病的发病率逐年上升。瓣膜置换是瓣膜疾病的主要治疗方法,患者常常面临着选择机械瓣还是生物瓣的问题。由于植入机械瓣后,患者需要终身使用华法林进行抗凝治疗,伴随着终身的出血风险和反复抽血监测的麻烦,有的患者可能会倾向于植入不需要终身抗凝的生物瓣。但是,生物瓣也有不足之处,那就是瓣膜的耐久度问题。一般来说,生物瓣的使用寿命在10年左右,之后瓣膜的功能会逐渐减退,再次出现换瓣前的"门关不紧和打不开"的问题,需要再次行换瓣手术。有什么办法可以延长瓣膜的使用寿命吗?答案是肯定的,只要我们了解了促进瓣膜衰退的原因。

高血压

瓣膜每时每刻都在承受着血压的冲击,血压越高,瓣膜的使用寿命自然越短。对于高血压的患者来说,积极的降压治疗必不可少,有时医生还会要求将血压控制得比正常值更低一些,以减少瓣膜受到的冲击。同时,血压的监测也显得十分重要,可以及时发现过高或者过低的血压,以便告知医生后调整用药。

运动

众所周知，运动时人的血压和心率都会明显上升，增加了瓣膜受到的冲击和开闭的次数。瓣膜的开闭次数也决定着它的耐久性，一般来说，一个瓣膜可以开闭的总数是一定的，如果心率慢，每分钟瓣膜开闭的次数少，那瓣膜的使用时间就会延长。因此，过量的活动将会缩短瓣膜的使用时间。需要注意的是，过少的活动，也将弱化人体的机能，所以，瓣膜置换后的患者，应当在医生的指导下进行一定强度以内的活动。对于心率过快的患者，医生也会依据情况给予控制心率的药物。

血栓

生物瓣虽然不需要终身抗血栓治疗，但一般在半年内仍然需要服用抗血栓药物，防止瓣叶上形成血栓，影响使用寿命，因此需要规律服药。少部分患者即使按时服药，也会出现瓣膜血栓，导致瓣膜活动受到影响，将缩短使用寿命，此时医生会依据情况调整抗血栓治疗方案。因此，瓣膜置换术后需要定时到医院复诊，评估瓣膜功能，出现异常时及时治疗。

感染

相对于正常瓣膜来说，生物瓣的感染风险会增加，而生物瓣的感染将导致灾难性后果，使瓣膜短时间内损毁。导致瓣膜感染的原因是血液中出现细菌（菌血症），而口腔内的感染是导致菌血症的主要原因之一。因此，瓣膜置换后的患者应该更加注意口腔卫生，出现口腔炎症后应及时到口腔科就诊，并将瓣膜置换情况告知医生，医生会更加注意抗生素的使用。

（龙愉良　漆祎鸣）

外科治疗

人造生物瓣膜是什么材料制造的？

中学教师老李六十五岁，刚退休，正准备享受天伦之乐，最近感觉到胸闷气促，头晕心慌。家人赶紧带老李到医院检查，经过心脏超声检查，确定他已经出现了主动脉瓣重度狭窄。超声医生赶紧介绍老李到心脏外科就诊。当听到医生说要进行瓣膜置换，老李担心了："听说瓣膜置换后要吃抗凝药，很麻烦啊！"王主任安抚老李说："你可以选择人造生物瓣膜，这样就避免了终身抗凝的风险。""王主任，什么是生物瓣？会不会排斥啊！"老李还是有些不安。接下来让我们来为老李解析什么是人造生物瓣膜。

生物瓣即仿造人心脏瓣膜的结构，用其他动物的瓣膜、心包或主动脉瓣加上一些人工支架和织物制成。起初生物瓣采用福尔马林固定的方法，对瓣叶纤维组织破坏性较大，瓣膜很快发生钙化。1968 年，卡彭蒂耶（Carpentier）使用戊二醛处理生物瓣，这使得生物瓣的使用寿命大大延长，于是以戊二醛高压固定为标志的第一代生物瓣膜开始广泛应用于临床。第二代生物瓣采用了低压或无压固定方式，可以更好地保留瓣叶组织以及纤维的排列结构，进一步延长了瓣膜的使用寿命。第三代生物瓣膜加入了抗钙化处理，这有望使得生物瓣的使用寿命延长到 20 年。现在除了上面提到的生物瓣以外，还有机械瓣、介入瓣膜、组织工程瓣膜等 100 余种人工心脏瓣膜应用于临床，数百万名患者植入了人工心脏瓣膜，健康状况得到显著改善，寿命得到延长。

传统的经典的生物瓣膜包括牛心包瓣膜和猪心瓣膜。

人类瓣膜和猪瓣膜在组织生理学上非常相似，这使得它们成为心脏瓣膜置换的常见选择。猪瓣的材料直接取自猪的主动脉瓣，不同的是，有的猪瓣采用的是完整的猪主动脉瓣，有的是将猪的主动脉瓣分解成单独的瓣叶，然后将大小形状合适的瓣叶挑选出来重新缝合"组装"成一个完整的瓣膜。

牛瓣使用的瓣叶材料则并非牛的瓣叶，而是牛心脏周围的心包组织。牛心包是心脏手术中常用的材料，牛心包补片常被用来修补心脏中的各种缺损，实践证明其具有良好的生物相容性。牛瓣制作过程中，合适的心包被挑选出来后修剪成瓣叶的形状，然后被缝合到瓣膜的支架上，形成立体的瓣膜结构。

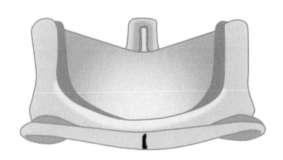

图 14 牛心包制作的生物瓣

大多数生物瓣膜须经过戊二醛处理，以保存组织并去除可能对患者身体造成伤害的动物源性活细胞，避免瓣膜植入人体后发生免疫反应。钙化是导致生物瓣发生衰败的主要因素之一，因此生物瓣膜还需要使用抗钙化技术进行瓣叶的处理，不同公司的产品也会有各自独到的瓣叶处理方法。制造完成的生物瓣膜在植入到人体之前，还须经过很多道严格的质量测试，以确保瓣膜功能正常且足够耐用。

随着介入手段的发展和成熟，经导管主动脉瓣置入术（TAVI）被越来越多患者和医生所推崇。TAVI 植入的就是生物瓣，其瓣叶材料和外科生物瓣相似，但其支架具有可压缩的特点，便于经导管进行植入。现有资料表明 TAVI 瓣膜具有令人满意的中期耐久性，血流动力学指标优秀，但长期和超长期的耐久性表现仍有待时间的检验。

人造生物瓣膜发展到今天已经是非常成熟的产品，另外还有各种新的瓣叶处理技术在不断出现，以期达到更长期的耐久性。总而言之，植入生物瓣膜后患者的生活质量相对较高，并发症少，是老年患者以及无法耐受长期抗凝治疗患者瓣膜置换的首选。

（张书田　李军）

人造机械瓣膜可以终身使用吗?

一般认为,介入瓣膜的耐久性不如外科生物瓣,而外科生物瓣的耐久性又不如机械瓣,那么机械瓣真的可以终身使用吗?各种机械瓣都是由坚固耐用的材料制成的——热解碳、硅、钛等,理论上可以在整个生命周期中持续使用,且机械瓣的血流动力学表现是优于同等尺寸的有支架生物瓣膜的。但机械瓣置换后必须终身抗凝,如果抗凝治疗不到位,存在瓣膜血栓形成造成栓塞或引起瓣膜功能障碍的风险。

按出现顺序,机械瓣分为第一代球笼瓣、第二代单叶瓣和第三代双叶瓣。前两代机械瓣目前基本已被淘汰,目前广泛使用的是第三代双叶瓣。双叶瓣顾名思义就是由两片碟片组成,由小铰链连接到一个刚性的瓣环上。开放时双叶瓣由 3 个小孔组成:2 个开放的瓣叶和金属瓣环构成的 2 个边缘孔以及 2 个小叶之间构成的中央孔。这种瓣膜启闭原理接近自然瓣膜,使得有效开口面积增大,血液经过时流动更顺畅。

机械瓣的优点是耐久性好,其结构并不会随着时间延长发生老化,理论上一次换瓣可以终身使用。但是这并不意味机械瓣置换术后绝对不需要再次做心脏手术。机械瓣的瓣叶材料接触血液,易长

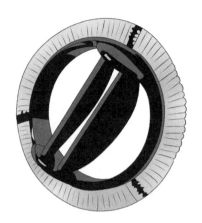

图 15　双叶机械瓣

血栓。为了预防血栓形成，需要终身服用抗凝药（华法林）。如果没有认真监测好抗凝强度，就可能在瓣膜上出现血栓，严重时会影响瓣叶的活动，医生们称之为"卡瓣"，这种情况下就有可能需要再次手术。另外如果人造瓣膜发生感染，也有可能需要再次手术。当然以上两种情况，在实践当中都是很少发生的，尤其是做到规范抗凝后，机械瓣因血栓造成的功能障碍极少发生。因此，机械瓣置换术后的大多数患者可以做到"终身"使用。

（翟骏宇　李军）

No. 1656802

处方笺

先天性心脏病
热点问题

医师：_____

临床名医的心血之作……

结构性心脏病

反复头痛？可能是心脏有个洞

2022年2月28日新闻报道了一位56岁女性患者，反复头痛50余年，先后去了多家医院都未能明确诊断，只能通过服用止痛药来缓解症状。该患者向记者描述，"这么多年来吃过的止痛药，都可以用脸盆装了。"后来当地医院的一位心内科医生考虑卵圆孔未闭（Patent foramen ovale，PFO）的可能，并通过心超检查明确了诊断。患者随即接受了PFO封堵治疗。术后，困扰患者50多年的头痛得到了缓解。

那么，这个引起患者头痛的PFO到底是什么疾病？又该如何治疗呢？

其实早在1877年，德国病理学家科恩海姆就在对一名年轻女性的尸检过程中发现了PFO，该患者同时合并有脑动脉栓塞和下肢深静脉血栓。众所周知，我们心脏内部分隔成四个腔室。在胚胎时期，左、右心房中间的原发隔和继发隔会交叉形成一个卵圆形的浅凹，即卵圆窝。胎儿时期，由于原发隔和继发隔还未发生融合，右心房内的血液可推开卵圆窝进入左心房，此处的孔道即为卵圆孔。卵圆孔是胎儿时期必需的生命通道，可将来源于胎盘富含营养物质和氧气的血液送至胎儿的全身各个器官。

一般在胎儿出生后 1.5~2 年自然闭合，只有 > 3 周岁仍未能充分闭合的卵圆孔，才称之 PFO。

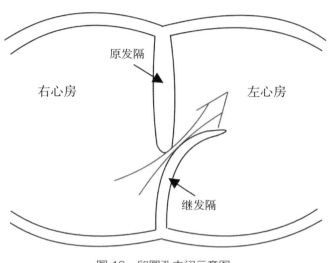

右心房　　　原发隔　　　左心房

继发隔

图 16　卵圆孔未闭示意图

研究数据显示，正常人群中约有四分之一的成年人有 PFO。然而，仅 2% 的患者会出现临床症状。

卵圆孔未闭的临床表现主要包括：偏头痛、栓塞性疾病（包括脑梗死等）、眩晕、晕厥、癫痫、减压病、低氧血症等。PFO 发病机制主要包括：反常栓塞、PFO 原位血栓、房间隔瘤、心律失常、右向左分流等。

当年轻患者出现顽固头痛、脑梗死等以上症状，由于他们较少合并心脑血管危险因素（如高血压、糖尿病、高脂血症、房颤等），尤其需要注意筛查 PFO 的可能。

PFO 的诊断方法包括：增强经颅多普勒超声、经胸超声心动图、经胸超声心动图右心声学造影（发泡试验）、经食管心超。

目前，PFO 的治疗方法包括药物治疗及介入封堵治疗。外科修补的方法因创伤大、风险高等原因，已经不作为常规治疗手段。药物治疗主要为抗血小板或抗凝治疗。介入封堵治疗现在已经成为

PFO 最常用的治疗手段。

心脏科医生在 X 射线透视、心超的指引下，应用经导管介入技术在卵圆孔处植入 PFO 封堵器从而达到治疗目的。在预防卒中方面，多项大型临床试验的结果均提示，经导管封堵 PFO 优于单纯药物治疗。

（张峰　詹智　范家宁）

动脉导管未闭

脉压差过大？要注意动脉导管未闭

脉压差过大的又一元凶

脉压差，是收缩压和舒张压的差值，也就是我们常说的高压减去低压。脉压增大并不罕见，常见的病因耳熟能详，如血管硬化、高血压、心脏瓣膜病、贫血、甲亢等。一种先天性心脏病"动脉导管未闭"也难辞其咎，但你也许对这个疾病都知之甚少。

动脉导管指的是主动脉及肺动脉间相通的管道，是胚胎时期的一种正常生理结构，保障胎儿血液循环。如果胎儿的动脉导管在出生后始终无法闭合，则应诊断为动脉导管未闭。在心脏的舒张期，大量的血液从压力较高的主动脉流向肺动脉，低压大幅下降，最终便导致脉压差增大。

动脉导管未闭因何而来？又有何表现

先天性心脏缺陷源于早期心脏发育异常，通常没有明确的原因。导致其发生的风险因素包括：早产、女性性别、妊娠期间风疹感染、染色体异常、遗传疾病等。足月新生儿动脉导管未闭的发病率仅为 2000 分之一，早产新生儿动脉导管未闭的发病率要高得多，可达 20%~60%。出生时体重低于 1200 克的婴儿中，80% 患有动脉导管未闭，且女婴相较于男婴更为常见，可高出一倍。

动脉导管未闭与早产儿包括死亡在内的多种不良结局相关，而在年龄较大、较成熟的患者中其症状通常难以察觉。对于新生儿，动脉导管未闭可引起慢性肺部疾病，其肺出血的风险同样增加，部分早产儿脑室内出血可能也与之相关。成人与老年患者随时间发展为肺动脉高压，可表现为呼吸困难和乏力，并逐渐发展为右心衰竭，出现胸、晕厥、腹水等症状。

动脉导管未闭应如何诊疗？

经胸超声心动图是评估早产儿导管未闭的首选无创检查。使用二维和彩色血流多普勒检查导管血流可以确定导管大小、分流方向以及分流体积。成人胸部 CT 可观察心脏扩大，肺动脉扩张以及血管钙化程度。心导管术用于评估封堵耐受性和血管反应性，并指导治疗方案的选择。

药物治疗：非甾体抗炎药可用于新生儿动脉导管闭合治疗。吲哚美辛的研究最广泛，用于无症状患儿的早期治疗。布洛芬可达到与吲哚美辛相当的治疗效果。另外，对乙酰氨基酚（扑热息痛）可能是一种毒性较小的诱导导管闭合替代药物。

手术闭合：研究表明手术闭合仅能减少机械通气的使用而无法改善死亡率，对于有症状的患者，导管结扎减少不良后果的效果并不显著。

封堵治疗：经导管封堵治疗的有效性和安全性已经得到证实。超过 85% 的患者在行器械封堵后 1 年内完成导管闭合，死亡率低于 1%。封堵器植入的成功率高达 95.5%，并发症发生率为 2.1%，术后 15 年其有效闭合率仍为 99.4%。因此，在具有适当资源和经验的医院，经导管封堵术是成人、儿童和 ≥ 6 千克婴儿最终治疗的首选方法。

动脉导管未闭患者应注意什么？

患者封堵术后应根据个人情况服用抗栓药物。

由动脉导管未闭引起肺动脉高压的患者应服用降肺动脉压药物。

伴有右心衰竭的患者应规律服用利尿剂、RAAS 系统抑制剂、β 受体阻滞剂等药物，控制水钠代谢，控制心率。

饮食应保证低盐低脂，保持大便通畅，避免情绪激动。

超声心动图评估无异常的患者 6 个月后不需要定期随访。心室功能不全和肺动脉高压患者应根据严重程度每隔 1~3 年进行一次随访。

无症状且不伴有肺动脉高压的患者在治疗前后无运动限制；肺动脉高压患者应限制为低强度运动。

无肺动脉高压患者的妊娠风险没有明显增加。伴有前毛细血管型肺动脉高压的患者不建议妊娠。

（张峰　詹智　范家宁）

室间隔缺损

室间隔缺损需要治疗吗?

什么是室间隔缺损?

人的心脏有四个腔室,称为左右心房与心室,心房在上,心室在下,就像楼上楼下的四间房子。位于左右心房之间的间隔称为房间隔,位于左右心室间的间隔则为室间隔。房间隔和室间隔的完整存在,把心脏分为左半心和右半心。室间隔缺损通俗地讲,就是室间隔这堵墙上出现缺损,形成一个孔,没有愈合。室间隔缺损是最常见的先天性心脏病之一,占先天性心脏病的 25%~30%。

室间隔缺损形成的原因?

室间隔缺损形成的原因目前还没有定论,可能的因素有:基因或染色体异常;心脏发育过程中受到影响;妊娠早期病毒感染、服用特定药物、不良生活习惯以及周围环境影响等。室间隔缺损不是典型的遗传病。

室间隔缺损需要治疗吗?

心脏收缩时左心室压力高于右心室,室间隔缺损时会出现心脏收缩期心室水平左向右分流。缺损较小时，不会造成严重的血流动力学变化，可无临床症状。缺损大时，分流入右心室的血液进入肺循环，肺循环血量增加，左室容量负荷加重，左心扩大，若长期持续的肺血流量增加可导致肺动脉高压，甚至艾森门格综合征。还可出现发育迟缓、反复肺部感染、活动后心慌气短等临床症状。所以有症状的室间隔缺损如生长发育较同龄孩子缓慢、喂养困难、反复肺炎、感染性心内膜炎、心功能不全需尽早手术。虽然有些患者没有症状但当并发主动脉瓣脱垂、肺动脉瓣下缺如、大型室间隔缺损、合并肺动脉高压时需要尽早手术。

室间隔缺损应该看什么科？

目前治疗室间隔缺损的方法有心外科室间隔缺损直视修补术和经胸小切口室间隔缺损封堵术，以及心内科的经皮介入导管室间隔缺损封堵术。室间隔缺损直视修补术是通过胸骨正中切口及右侧腋下切口在体外循环辅助下完成手术，适用于各种类型室间隔缺损的患者。经胸小切口室间隔缺损封堵术取胸骨下段或是胸骨旁小切口，在食管超声心动图引导下完成，适用于肌部及部分膜周部小型室间隔缺损。经皮介入导管室间隔缺损封堵术在 X 射线引导下完成，有创伤小、预后快等特点，也是多种室间隔缺损患者采用的首选治疗方案。

（张峰）

卵圆孔未闭

"多心眼"，可能有危险

前段时间，华山医院心内科病房里住进了一个 23 岁如花似玉的年轻姑娘，她年纪轻轻，却在 3 个月前发脑卒中、偏身瘫痪，所幸治疗及时，没有留下严重的后遗症。照理说这脑卒中应该归神经内科管，咋住到心脏病房了呢？原来啊，她得的是一种叫卵圆孔未闭的先天性心脏病，住在心脏病房是准备做微创封堵手术。那这卵圆孔未闭是个什么心脏病呢？

卵圆孔未闭是在心脏的两个心房之间有一个小小的孔，在出生以后 3 岁仍然没有闭上，留下了一个"小小心眼"，许多中青年人的脑梗、偏头痛都常和它有关。卵圆孔未闭准确地说是多了一个小小的"心眼"，叫多心眼也许更合适。

这个姑娘生活方式非常健康，既不抽烟，也不喝酒，饮食搭配很合理，还一直坚持健身锻炼……怎么会中风了呢？这个小小的"心眼"怎么这么厉害呢？

其实啊，这个叫卵圆孔的东西，是胎儿发育时期心脏房间隔正常的一个通道，它能让血液从右心房流入到左心房，维持胎儿正常的血液循环。但是呢，它应该在出生后 1 年内就自然闭合，如果大于 3 岁这个孔还没有闭上，就是"卵圆孔未闭"——留下"小小心

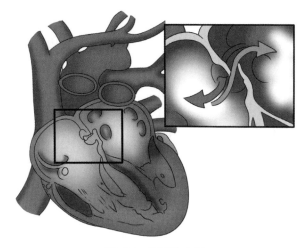

图 17　卵圆孔未闭

眼"了。

数据显示，这种多心眼的情况并不少见，成年人当中有 20%~40% 的人都有这样的"小小心眼"，只是以前检测手段有限，发现不了，近年来随着技术手段的进步，能够轻易地找到这样小小的细小孔道了。

由于成年人静脉血栓形成很常见，每年发生率约为 4%，而一次长途飞机旅行静脉血栓的发生率就高达 10%。正常心脏没这个"小小心眼"，即使有一些静脉血栓形成，它也不会跑去堵塞脑血管（可能会肺栓塞）。但当存在这样的"小小心眼"的时候，静脉形成的血栓就像"弹药库"，用力排便、憋尿、咳嗽或深呼吸的时候，这些栓子随血液跑到了脑血管，悲剧就此发生。

因此，中青年脑卒中，一定要查一下有没有这样一个"小小心眼"，"缺心眼"不好，"多心眼"也不好，有时候还有危险！

（潘俊杰）

外科治疗

心脏里有个"洞"怎么办?

小孔是一名高中生,平时身体健康,高考前体检时医生听诊发现他存在心脏杂音。进一步的超声心动图检查确认小孔患有先天性心脏病——室间隔缺损。医生向小孔解释,如果将心脏比喻成一座"房子",那么室间隔缺损就是房子内部的一面墙上出现了一个异常的"洞"。

心脏里的"洞"其实会出现在以下几种常见的先天性心脏病中,如卵圆孔未闭(patent foramen ovale,PFO)、房间隔缺损(atrial septal defect,ASD)、室间隔缺损(ventricular septal defect,VSD)等。这类疾病有一定的危害性,不过在早期,患者可以没有明显的症状,常在体检或因其他原因就医时偶然被发现。但也有部分"洞"较大的患者在儿童时期就出现明显症状,如喂养困难、反复肺炎、生长发育落后、活动耐量下降等,而成人则表现为胸闷气喘、心悸乏力等心功能不全症状,有时也会引起卒中、感染性心内膜炎等并发症。这些相对较大的"洞"如果不及时治疗还可能造成严重的肺动脉高压,发展到晚期甚至会丧失手术矫正的机会,直接威胁患者的生命。

这些"洞"有大有小,其中最小也是最常见的一种是PFO。PFO大多是只有2~3毫米的一个小缝,其发生率非常高,20%~25%的成年人存在卵圆孔不完全闭合。卵圆孔位于心脏左右心房之间，是胚胎发育过程中形成的正常通道，在小宝宝出生后，这个通道会逐渐自然闭合。如果年龄超过 3 岁，卵圆孔还未闭合，就称为 PFO。近年来许多研究表明，PFO 与卒中、偏头痛之间存在着一定的联系，因此得到医学界的重视。目前，筛查 PFO 已成为不明原因晕厥、卒中、偏头痛患者病因诊断中的重要一环。如筛查发现 PFO 则进一步由心脏科医生评估是否需要手术治疗。

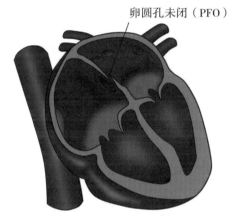

图 18　卵圆孔未闭（PFO）

在治疗方面，心脏里的"洞"根据具体位置以及与邻近结构之间的关系，有相当一部分可以选择微创封堵手术治疗。例如 PFO、中央型继发孔型 ASD、动脉导管未闭等，通过食管超声引导下的封堵手术具有创伤小、恢复快的优点。

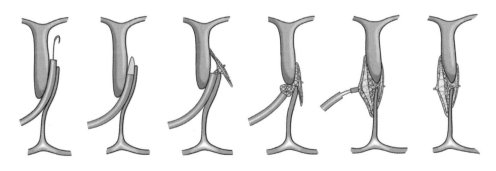

图 19　PFO 封堵过程

　　如果"洞"的部位不适合封堵，还可以考虑采取微创外科手术的方法进行修补。通过肋间的小切口或者胸腔镜进行微创手术，这样既可以把心脏里面的小洞修补起来，还可以满足年轻人在美观上的需求。小切口微创手术创伤小，出血少，恢复快，避免了胸骨切开的创伤，是目前最常用的手术方式。

　　当然，对于一些位置特殊的"洞"，传统的外科手术能够起到安全、有效的治疗。小孔的室间隔缺损属于干下型室缺，不适合封堵手术，而微创手术也很难暴露出这个位置。因此，这种情况下为安全起见医生选用了传统胸部正中切口来手术补"洞"，小孔同样获得了快速的恢复。另外，对于一些合并其他心内畸形，如肺静脉异位引流或者原发孔型房间隔缺损的患者，需要同时处理其他心内畸形的情况，大多也适合传统的外科手术。

　　因此，当检查发现有心脏里有个"洞"时，不要紧张，及时前往心脏外科就诊，进一步详细检查以明确诊断并选择合适的手术方式来处理。

（杨泉林　刘欢）

成人查出先天性心脏病能做手术吗？

　　小张体检的时候发现了有房间隔缺损这种先天性心脏病（先心病），她心里很紧张，不知所措。网上有些人说先天性心脏病必须在小时候就手术，长到成人后，就会失去手术机会，没办法治疗了。实际情况真的是这样吗？

　　事实上，以上的说法是错误的。

　　绝大部分的先天性心脏病，即使到成年后才发现，也能够通过各种手术方式来治疗，最终达到满意的效果。以房间隔缺损为例，绝大部分患者能通过封堵或者微创手术来治疗，只有个别特殊位置的缺损，需要通过开胸手术来修补。当然如果心脏内部的缺损较大，如果不及时处理，随着患者的年龄增长，肺动脉压力会逐步升高，最终可能造成肺血管发生不可逆的改变，医学上称为"艾森曼格综合征"，此时患者会失去单纯手术纠治心内缺损的机会，而只有通过心肺联合移植才能得到根治。

　　先天性心脏病包含非常多的类型，像房间隔缺损、室间隔缺损这类被称作简单先心病。

　　此类患者大多数在疾病初期没有症状，往往是在体检时被偶然发现，但是也有部分缺损较大的患者会出现明显的症状，包括儿童时期的生长发育迟缓、活动耐量下降、不好喂养、反复患肺炎等，以及成年后出现活动后胸闷、气喘、心悸、乏力、双下肢水肿、发绀等症状。能够存活至成年阶段的患者大多数是简单的心内畸形，当然也有部分复杂畸形由于各种巧合使得患者的血液循环暂时能够维持微妙而脆弱的平衡从而生长到成年。

先心病的治疗手段主要是通过手术纠正心脏内的畸形，例如修补缺损、扩大狭窄、纠正异常连接的血管等。无论是成人还是儿童，常见的先心病都是能够通过封堵或外科手术达到根治的效果，而且通常情况下有相当一部分的先心病可以通过微创手术进行治疗。

微创手术的方式也多种多样，医生可以结合患者先心病的类型和实际情况通过超声引导下介入封堵，也可以通过胸腔镜辅助下的小切口进行微创手术，还可以通过小切口的正中开胸手术等各种微创的办法完美地矫正心内畸形。传统的正中开胸手术较少在简单先心病中应用，而被保留用来治疗复杂先天性心脏病。通常术后大多数患者的心脏可以恢复到正常的状态。

右胸小切口微创心脏手术

当然，成人先天性心脏病患者还可能同时患有后天性心脏病，如瓣膜病、冠心病、大血管疾病等。

这种情况应在明确诊断，充分了解原有的畸形和并发症的情况下，可以在手术纠正先天性畸形的同时进行包括瓣膜修复或置换、冠脉搭桥、房颤消融、人工血管置换等操作。对于部分患者心功能受损严重或者畸形复杂无法恢复正常的心室功能，还可以通过心脏移植的办法来救治。

因此，当成年人检查发现患有先天性心脏病时大多数是可以进行手术的。当然，这并不意味手术时间可以一再拖延下去，因为对于某些先天性心脏病而言，随着时间延长，在疾病的后期心脏的功能可能出现受损，甚至其他器官的功能也会受到影响，彼时再进行手术，风险就会大大增加，术后的效果也会受到负面影响。因此，当成年人检查发现有先天性心脏病时不要着急，而是要及时到心脏外科门诊就诊，通过进一步详细检查判断是否需要进行相关的治疗，避免延误病情。

（杨泉林　刘欢）

No. 1656802

处方笺

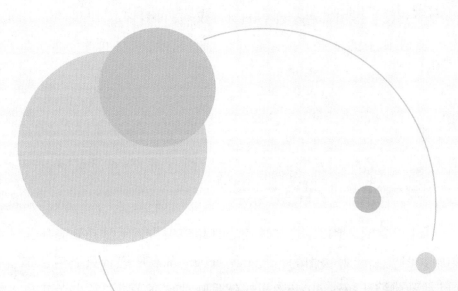

肺动脉高压
热点问题

医师：＿＿＿＿＿＿＿＿＿＿＿

临床名医的心血之作……

诊断

超声报告肺动脉高压，我被确诊了吗？

心脏超声筛查肺动脉高压

临床上，常有人问医生："我的心脏超声报告显示肺动脉高压，我被确诊了吗？""好害怕啊，我上网查肺动脉高压患者只能活 2 年多，肺动脉收缩压超过 40 毫米汞柱就是肺动脉高压了，我要英年早逝了吗？"

心脏超声检查是心血管疾病的重要评估手段和检查方法，肺动脉收缩压是超声检测中的一项重要指标，但心脏超声并不能直接测量肺动脉压力，它是通过测量三尖瓣反流速度来间接估测肺动脉收缩压。简要原理如下：在不存在肺动脉瓣狭窄及右室流出道梗阻的情况下，肺动脉收缩压等于右室收缩压，心脏超声可通过测量三尖瓣反流速度估测收缩期右室与右房压差，右房压力可通过下腔静脉内径以及吸气未塌陷程度来估测，据此可以大致判断出肺动脉收缩压水平。心脏超声因其无创、简便、价廉等优点，已成为临床上筛查肺动脉高压的有效手段，但心脏超声结果的准确性受患者的病情、检测仪器及检查医生的经验水平影响较大。

肺动脉高压的诊断标准

根据《中国肺动脉高压诊断与治疗指南（2021 版）》，我国肺动脉高压的诊断标准为：海平面、静息状态下，经右心导管检查测定的肺动脉平均压 ≥ 25 毫米汞柱（1 毫米汞柱 =0.133 千帕）。2022 年 8 月，欧洲心血管病协会、欧洲呼吸病协会联合发布了《2022 版肺动脉高压诊断和治疗指南》，指南将肺动脉高压的血流动力学标准降至平均肺动脉压 > 20 毫米汞柱，但引发了国内外学者的广泛争议，我国目前暂未采纳这一标准。

右心导管检查是诊断肺动脉高压的金标准

右心导管检查是一种有创的介入技术，通过外周静脉将导管送至右心房、右心室、肺动脉及其分支，直接测量各部位的压力、血氧，计算心输出量和肺血管阻力等；可经导管注射造影剂进行造影，对病因进行鉴别；并通过急性血管扩张试验评估肺血管的反应性等。右心导管检查是确诊肺动脉高压的"金标准"，也是进行鉴别诊断、评估病情和治疗效果的重要手段。

很多患者不了解右心导管检查，特别是当听说它是一项有创手术时，都对其心存顾虑。实际上，右心导管检查是一项相对安全且技术成熟的微创检查，已在临床应用了近 80 年，操作技术已非常成熟，整个过程不需要全身麻醉，患者可全程与医生交流，如有不适可随时暂停。严重并发症的发生率极低，尤其是在经验丰富的医院，操作十分安全。

心脏超声是肺动脉高压的重要筛查工具，但并不能确诊肺动脉高压，其测定的肺动脉压力虽与右心导管检查测定的参数具有良好的相关性，但即可低估，也可高估肺动脉压力。肺动脉高压的确诊需行右心导管检查，并结合病因进行分析，以制订下一步治疗方案。

（金旗　林大卫）

药物治疗

蓝色小药丸还有这功效？
——肺动脉高压的降压治疗

蓝色小药丸的一场意外

有一种蓝色小药丸，提到它的学名"西地那非"，或许很多人并不了解，但在谈到它的另外一个名字"伟哥"时，却无人不晓，毕竟它给无数夫妻带来了幸福生活。西地那非的诞生源于一场意外，"伟哥"的名号是由其英文名 Viagra 音译而来，最初研发用于治疗心血管疾病，但疗效不甚满意。在回收药物时，参与临床试验的志愿者却不愿意返还蓝色小药丸，甚至向医生索要更多的药片，究其原因，发现它具有改善性生活的作用，所以研究人员改变研究方向，西地那非也从此成为治疗男性勃起功能障碍的著名药物。

蓝色小药丸与肺动脉高压

肺动脉高压曾一度被称为心血管疾病中的"癌症"，在未接受特殊药物干预时，肺动脉高压患者的生存时间不到三年。其主要原因为肺动脉舒张能力下降和肺血管的重塑，右心室血液泵入肺动脉受阻，导致肺动脉压力升高。长期肺动脉高压会引起一些呼吸系统症状，如活动后呼吸困难、气短、咯血和胸痛等，由于参与肺部气体交换的血液减少，全身处于一种缺氧状态，部分患者出现嘴唇发绀，"蓝嘴唇"由此得名。持续存在的肺动脉高压可导致右心衰竭甚至死亡，大量基础和临床研究表明，西地那非能显著降低功能型肺动脉高压患者的肺动脉压力，明显改善患者的症状和远期生存率。

为什么蓝色小药丸能够治疗肺动脉高压？

西地那非是一种选择性 5 型磷酸二酯酶抑制剂，可松弛阴茎海绵体平滑肌，使海绵体充血肿胀，有助于阴茎的勃起；5 型磷酸二酯酶在功能型肺动脉高压患者肺动脉中高度表达，活性增加，西地那非能选择性抑制 5 型磷酸二酯酶，增加内源性的一氧化氮，舒张肺小动脉平滑肌，扩张肺血管，从而降低肺动脉压力；此外，其还可抑制右心室胶原合成，改善右室重塑和右心衰竭。因此，不要小瞧这蓝色小药丸，除了改善性生活，它还拯救了很多功能性肺动脉高压患者。

西地那非一般建议空腹服用，服用前不要进食高脂食物，脂类物质会影响其吸收；最常见的不良反应是头痛、面色潮红和消化不良等，但反应通常轻微且持续时间不长。对于低血压的患者，不建议服用西地那非；服用降压药的患者，如再服用西地那非，可能导致血压进一步下降；其还可增强硝酸酯类药物（如硝酸甘油、硝酸山梨酯、硝普钠等）的降压作用，此类功能性肺动脉高压患者需谨慎，以避免发生严重低血压及晕厥等情况。

（金旗　林大卫）

降压药可以治疗肺动脉高压吗？

降压药包括哪些？

目前用于治疗高血压的降压药物有很多种，常用药物主要分为 5 大类：血管紧张素转换酶抑制剂（如依那普利、贝那普利等）、血管紧张素 Ⅱ 受体拮抗剂（如氯沙坦、缬沙坦等）、β 受体阻滞剂（如美托洛尔、比索洛尔等）、钙通道阻滞剂（如硝苯地平、地尔硫䓬等）、利尿剂（如呋塞米、螺内酯等）。上述降压药物与用于降低肺动脉压力的靶向药物（如西地那非、安利生坦等）有着本质的区别，不可混为一谈。

降压药物可以治疗肺动脉高压吗？

血管紧张素转换酶抑制剂主要通过抑制循环和组织中的血管紧张素转换酶，减少血管紧张素 Ⅱ（AT Ⅱ）的产生，同时抑制激肽酶使缓激肽降解减少，两者均有利于血管扩张，从而降低主动脉血压；血管紧张素 Ⅱ 受体拮抗剂是通过阻断组织 AT Ⅱ 受体亚型，有效地阻断 AT Ⅱ 诱导的血管收缩、水钠潴留与组织重构。虽然少量研究证实部分肺动脉高压患者临床症状可通过服用该类药物改善，但尚无大规模临床试验结果，且部分患者用药会导致心脏排血量下降，出现晕厥等症状，因此不推荐常规使用。

β 受体阻滞剂分为选择性、非选择性和兼有 α 受体拮抗作用三类，可通过抑制肾素血管紧张素醛固酮系统、抑制心肌收缩力和减慢心率而发挥降压作用，但其并不能降低肺动脉的压力。对于有右向左分流或双向分流的先天性心脏病相关性肺动脉高压患者，反而会增加右向左分流，导致缺氧加重；此外，肺动脉高压患者通常血压较低，β 受体阻滞剂会进一步降低动脉血压，导致病情加重甚至死亡。

钙通道阻滞剂分为以硝苯地平为代表的二氢吡啶类以及以维拉帕米和地尔硫䓬为代表的非二氢吡啶类。《中国肺动脉高压诊断与治疗指南（2021 版）》推荐，对于急性血管反应试验阳性肺动脉高压患者，建议足量钙通道阻滞剂治疗，心率偏慢者可考虑使用硝苯地平和氨氯地平，心率偏快者倾向于应用地尔硫䓬。建议从低剂量起始，逐渐增加至可耐受的最高剂量。未进行急性血管反应试验或反应阴性的患者不应使用钙通道阻滞剂，因为可能存在严重不良反应，如低血压、晕厥和右心衰竭等。

肺动脉高压患者可出现液体潴留、肝淤血、胸腹水、下肢水肿等症状和体征并可通过利尿剂改善。常用利尿剂包括袢利尿剂（呋塞米、托拉塞米）和醛固酮受体拮抗剂（螺内酯）。血管升压素 V2 受体拮抗剂（托伐普坦）也尝试性应用于这类患者，但疗效及安全性仍需进一步研究证实。

降压药治疗肺动脉高压时应注意什么？

对接受降压药治疗的肺动脉高压患者应严密监测血压及出入水量。约小于 8% 特发性肺动脉高压患者的急性血管反应试验为阳性，阳性患者应在治疗 3~6 个月后重新评估，仅约半数阳性患者有持续反应，改善持续至少 1 年，如随访过程中急性血管反应试验转为阴性，应转为靶向药物治疗。利尿剂治疗期间应监测体重、肾功能、电解质等指标，避免低血容量和电解质紊乱。

（金旗　范家宁）

No. 1656802

处方笺

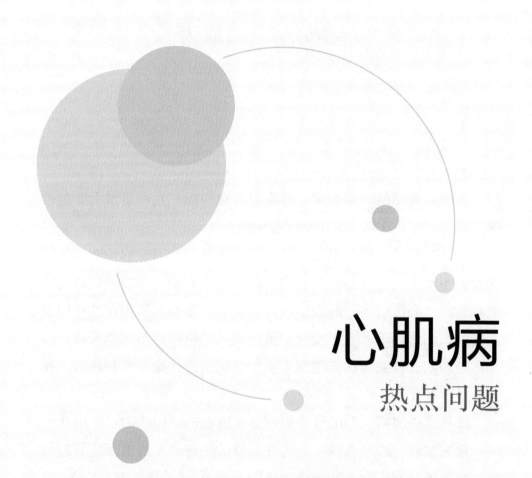

心肌病
热点问题

医师：＿＿＿＿＿＿＿＿＿＿＿＿

临床名医的心血之作……

病因

左心房增大的原因

很多人在体检时做心超，报告里会有一项"左心房增大"的诊断。那么，左心房增大是怎么引起的呢？

"心房增大"，顾名思义，是心房在各种刺激因素的长期作用下导致的不断变大。这是我们能借助心超等无创检查手段看到的直接表现。而"心房增大"的表象后面，其本质是心肌细胞在这些刺激因素的长期作用下发生了变化，虽然其具体机制尚不完全明确，但是已经确定这些刺激因素包括了电学、机械及代谢等多种因素，我们不具体展开。

虽然"心房增大"的分子机制是很复杂的，但我们可以用比喻简单地去理解。心房就像一个可变容量的气球，不过里面盛装的是水，而且连接着一台不断规律变化的"水泵"（心脏泵血功能）。我们可以想见，当水泵压力增高、水池内水太多以及制造气球的材料出现问题不能承受常规压力时，这个"气球"都会变大。

理解了这个问题，我们来分析临床上常见的导致左心房增大的原因可能就比较容易一些。

心房承受系统性压力过大

"水泵"一直处于高功率状态，久而久之，心房就会变大。对应的临床情况包括几种。

（1）高血压。高血压使动脉系统压力增高，长期高血压未控制导致左心室发生肥厚和增大，这种压力传导下去就到了左心房，随之而来的就是左心房增大。很多心脏彩超提示左心房增大的患者都是因为长期高血压没有得到控制导致的。

（2）主动脉瓣狭窄。如同高血压一样的原理，只不过主动脉瓣狭窄导致的压力增高主要位于心脏局部（左心系统），但结果是相似的，最终可导致左房的增大。

（3）运动员心脏。竞技体育运动员（或者过度锻炼的健身爱好者）可因过度运动导致左心房肥大。来自波兰的科学家们对一批大众精英跑者进行了研究，目的是观察这些精英跑者有多少人出现了"运动员心脏"这样的改变。研究者采用心脏彩超检测了受试者的心脏形态和结构，并选取了一批没有锻炼经历的普通人作为对照。结果发现与对照组相比，跑者心房普遍增大，左心室壁增厚（可以视作心肌肥大）、左心室重量增加，约有56%的跑者出现了左房容积增加；约有50%的跑者每单位体表面积的左房容积甚至超过了运动员。所以，"适度锻炼"的医嘱，也是有科学依据的。

心房容量负荷增多

"气球"里容纳的"水"处于高位水平，短期内水量下降，"气球"还能恢复原来大小，但长久维持高位的话，就很难恢复，导致心房变大。对应的临床情况包括：

（1）冠心病。如果冠心病患者长期的心肌缺血得不到纠正和改善，会导致二尖瓣退行性改变，二尖瓣发生反流后左心房容量负荷增加导致左房增大，此类冠心病患者往往在心脏彩超上见到左心房增大的同时伴二尖瓣的反流和退行性改变。

（2）心功能不全。心衰患者心脏泵血功能下降、心肌病相关心肌舒张功能不全，引起液体潴留，很容易导致容量负荷增加，继而引发左房扩大。不过很多心衰患者在心衰进展过程中，已经出现了左房增大，所以这种情况下，心衰与左房增大更多的是互相加重的关系。

（3）风湿性心脏病。风湿性心脏病的绝大部分患者会出现心脏瓣膜受累损伤，而导致左心房增大的情况。对于风湿性心脏病的患者，心脏彩超除了提示左心房增大，一般会注明风湿性心脏病相关情况。

（4）心脏瓣膜病。二尖瓣狭窄：左心房的血液难以进入左心室，导致左心房容量增加，引起继发性扩张。二尖瓣关闭不全：开始表现为左心室扩张，后期出现左心房容量增大，从而导致左心房直径增大。

（5）心律失常。房颤、快速性房性心律失常等情况下，心房的泵血功能受损，导致过多的血液潴留心房内，长期的心房容量增加，导致心房扩大。

值得注意的是房性心律失常与心房增大二者常互为因果，彼此加重，形成恶性循环。左心房扩大是房性快速心律失常最重要的病因之一，心房压力和心房肌张力增高是电生理紊乱产生的重要因素；而同时快速性房性心律失常也会加重左心房增大，比如左房增大常导致房颤，而房颤反复发作又会加重左房增大。

（6）其他容量负荷增加的情况。如左房黏液瘤，也可以因为瘤体"填塞"心房空间，导致左心房增大。

心肌病变

很多心肌病由于心肌本身病变，心肌组织广泛纤维化等，也会造成左心房增大，比如扩张型心肌病，但往往表现为心室的扩大为主，伴随左心房或双心房的增大。但临床单纯的心房肌病变比较罕见。

需要指出的是，上述从系统压力、容量负荷、心肌病变对心房增大的原因分类，更多的是为了简明梳理复杂情况，在临床上，这些因素常常同时存在，参与心房增大过程。其次，大家更多地关注左心房增大，而非右心房增大，也是因为左心房增大的临床病理意义更为重要。此外，部分"急性"左房增大的重构是可逆的，而部分是永久性的，这需要结合患者不同情况具体分析。

（李明辉）

No. 1656802

处方笺

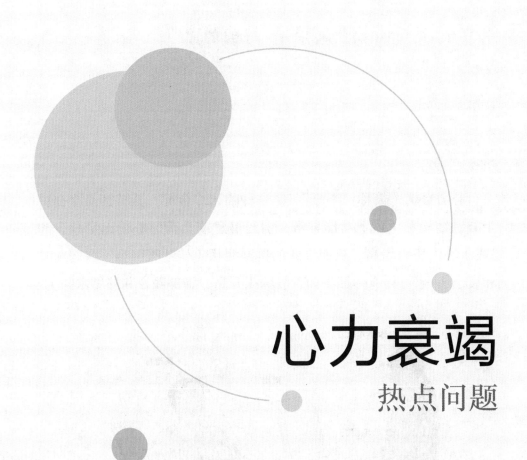

心力衰竭

热点问题

医师：＿＿＿＿＿＿＿＿＿＿

临床名医的心血之作……

临床表现

什么是心力衰竭？

　　心力衰竭（简称"心衰"）是一种临床综合征，其特征是存在由于心脏结构和（或）功能异常，引起静息或负荷时心输出量减少和（或）心内压力增高，从而导致的典型症状（如呼吸困难、踝部水肿和疲乏），也可伴有体征（如颈静脉压升高、肺部啰音和外周水肿）。

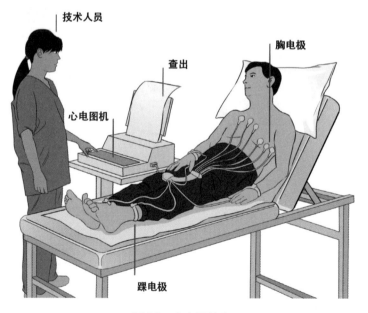

图 20　心电图检查

（1）心衰的死亡率和癌症相当，70岁以上老人中，每10个人可能就有一个人患有心衰，五年存活率与恶性肿瘤相似。

（2）心血管病发展到了严重的阶段，心脏的泵血功能衰退，就像弹性减退的"皮球"，输出血量不能够满足身体代谢的需要，器官和组织中的血液也不能顺利回流到心脏，这种状态就叫作心力衰竭。

心衰是一种严重的临床综合征，可能出现呼吸困难、乏力、水肿（尤其下肢）等表现。

心力衰竭轻重程度不一，临床表现不同。

轻者仅活动时感觉心慌、气短、胸闷、乏力、夜间阵发性呼吸困难或咳嗽；较重者出现尿量减少、夜尿多、下肢水肿、腹胀、食欲不振、恶心、呕吐、运动耐量明显下降、动辄气喘，发展到严重阶段，患者不能平卧，下肢及全身浮肿，即使休息状态下亦感心慌、气短、胸闷、憋气等。

其中呼吸困难是心衰的重要症状，其特点是自觉呼吸费力，但又无呼吸系统病史。起初仅仅是在体力劳动较剧烈、上楼、走上坡路时出现。

（董忻悦　张贤）

预防与诊断

心衰离我们有多远?

心衰听起来很严重的样子,应该离我很遥远!好多患者都有这样的想法和误区。

那么心衰到底离我们有多远呢?首先来看一下《中国心力衰竭诊断与治疗指南》中的心衰分期标准。

通过下表,大家可以结合自身对照一下,心衰到底有多远?

表1 心力衰竭分期标准

分期	定义和标准	患病人群
A(心力衰竭风险期)	存在心力衰竭的危险因素,但无心衰竭症状和(或)体征,无心脏结构和(或)功能的异常,无反映心脏牵拉或损伤的生物标志物异常	高血压、糖尿病、动脉粥样硬化性疾病、代谢综合征和肥胖、使用心脏毒性药物、携带心肌病相关基因变异或阳性家族史等
B(心力衰竭前期)	现在或既往无心力衰竭的症状和(或)体征,但是存在以下一项异常:①心脏结构和(或)功能异常:包括左心室或右心室收缩功能减低(射血分数降低或应变减低)或舒张功能障碍、心室肥厚、心腔扩大、室壁运动异常及瓣膜性心脏病等;②心腔内压力增加的证据:通过有创血流动力学测量或无创影像学检查(如多普勒超声心动图检查)提示心腔内充盈压升高;	左心室肥厚、陈旧性心肌梗死、无症状的心脏瓣膜病

续表

分期	定义和标准	患病人群
	③存在危险因素的同时存在利钠肽或心肌肌钙蛋白水平升高，需要除外导致上述生物标志物升高的其他诊断，如急性冠状动脉综合征、慢性肾脏病、肺栓塞或心肌心包炎	
C（症状性心力衰竭）	有心脏结构和（或）功能异常，现在或既往有心力衰竭症状和（或）体征	器质性心脏病患者伴活动耐量下降（呼吸困难、疲乏）和液体滞留
D（晚期心力衰竭）	优化治疗后仍有影响日常生活的显著心力衰竭症状，并反复因心力衰竭住院	反复因心力衰竭住院，且不能安全出院者；需长期静脉用药者；等待心脏移植者；应用心脏机械辅助装置者

在选择就诊，寻求专业化的心衰治疗及管理时，首先了解一下临床心衰医生是如何按照标准化来为患者提供诊断流程的：

（1）问诊、查体、心电图、胸片。

（2）利钠肽检测。

（3）超声心动图。

第1步

（1）问诊

患者：通常和医生聊天有些小紧张。

医生：高血压、冠心病、糖尿病有没有？

心脏毒性药物/射线暴露史有没有？

有没有使用过利尿剂？

有没有出现过端坐呼吸/夜间阵发性呼吸困难？

（2）体格检查

①肺部有没有啰音。

②身体最低部位（一般生活能自理的患者看双下肢）有没有水肿。

③心脏听诊有没有杂音，心尖搏动有没有异常。

④颈静脉有没有扩张。

（3）心电图

心衰患者心电图完全正常的可能性极低。怀疑存在心律失常或无症状性心肌缺血时，医生会建议患者行 24 小时动态心电图检查。

（4）胸片

评估有无肺淤血、肺水肿、心脏扩大。

对疑似、急性、新发的心衰患者会行胸部 X 线检查，以识别或排除肺部疾病或其他引起呼吸困难的疾病，提供肺淤血或水肿和心脏增大的信息，但 X 线胸片正常并不能排除心衰可能。

第一步检查如果均排除，那么可以考虑其他疾病的可能性，心衰离你很远，如果上述内容中不幸"中标"至少一项，请接着看诊断中的第二步。

第 2 步　利钠肽检测

BNP < 100 皮克 / 毫升 、NT-proBNP < 300 皮克 / 毫升为排除急性心衰的切点。

BNP < 35 皮克 / 毫升、NT-proBNP < 125 皮克 / 毫升时不支持慢性心衰诊断，但其敏感性和特异性较急性心衰低。

诊断急性心衰时，NT-proBNP 水平应根据年龄和肾功能进行分层：50 岁以下的成人 NT-proBNP > 450 皮克 / 毫升，50 岁以上 NT-proBNP > 900 皮克 / 毫升，75 岁以上 NT-proBNP > 1800 皮克 / 毫升；肾功能不全（肾小球滤过率 < 60 毫升 / 分）时 NT-proBNP > 1200 皮克 / 毫升。

医生会鉴别是否有其他引起利钠肽升高的原因，如其他心脏疾病、肺部疾病、贫血、严重感染等。

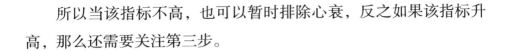

所以当该指标不高，也可以暂时排除心衰，反之如果该指标升高，那么还需要关注第三步。

第3步　超声心动图

超声心动图（心超）：可诊断心包疾病、心肌病、瓣膜病；定量心脏结构及功能各指标（LVEF）；区别舒张功能不全和收缩功能不全；估测肺动脉压；为评价治疗效果提供客观指标。

打个比方，就是评估这套屋子（心脏）的大小、结构，还有各个出水管阀门处的压力情况。

如果心超检查结果也显示正常，那单纯的利钠肽水平增高可能需要与其他导致该指标升高的疾病做临床鉴别，可以排除"心衰"，反之如果心超有临床改变，基于相关证据，可以确诊"心衰"。

心衰专科医生就是以此"诊断流程"来排除及诊断心衰的，一旦确诊心衰，医生将为患者进行详细的心衰评估，在积极查找明确病因的同时，开始针对性的专业化的治疗。

结语

早期诊断，查找病因，治疗原发病是心衰治疗的关键。让我们正视和了解它，一起努力守卫健康！

（陆振宁　张贤）

临床表现

心衰患者水肿背后的秘密

相信很多心衰患者对水肿并不陌生，几乎所有心衰患者都有过腿脚水肿的经历，对生活造成了很大的影响。下面我们就来谈谈腿脚水肿背后的秘密以及如何做好水肿的自我管理。

心源性水肿

由心血管疾病所引起的水肿被称为"心源性水肿"，右心衰竭是引起心源性水肿最常见的原因。

为什么心衰会导致水肿？

从专业上来说主要总结为以下几方面。

（1）有效循环血量不足，肾血流量减少，肾小球滤过率降低，继发性醛固酮分泌增多，水钠潴留。

（2）体循环静脉压增高，毛细血管静水压增高，组织液回吸收减少。

（3）淤血性肝硬化导致蛋白质合成减少、胃肠道淤血导致食欲下降及消化吸收功能下降，继发低蛋白血症，血浆胶体渗透压下降。

简单来说，因为心衰患者的心脏泵血能力减弱了，所以容易导致血液瘀滞在外周的血管里，继而引起水肿。

心源性水肿具有下垂性、对称性、凹陷性的特点。

（1）下垂性是指水肿主要从下垂部位开始发生，例如长期卧床患者的腰骶部、会阴或阴囊，非卧床患者的脚踝、小腿等。严重情况下水肿可能蔓延到全身，包括胸腔积液、腹水等。

（2）对称性是指水肿通常是对称性发生，例如双足、双小腿等。

（3）凹陷性是指用手指按压水肿部分后出现凹陷，需要较长时间才能恢复。

此外，发生心源性水肿的时候，还通常会有尿量减少、近期体重增加、胸闷、气急、不能平卧等表现，这些也是心衰患者需要关注的症状。

居家管理

心衰患者出现水肿时应该积极就医，寻求医生的帮助。除了就医之外，在家中应该如何做好水肿的管理呢？

（1）注重饮食：心衰患者应进食低盐、低脂、易消化的饮食，注意少量多餐。食盐的摄入量一般为 5~6 克 / 天，可购置专用盐勺来计算每天所使用的克数。要注意避免食用腌或熏制食品、罐头食品、海产品、苏打饼干等。如果觉得食物过于清淡，可以用蒜、香菜、醋这些调味品来增加食欲。

（2）监测体重：应该每天在同一时间，尽可能穿同类服装、用同一体重计测量体重，这样才能够保证测量出的体重数据的准确性。时间最好安排在早晨起床排尿后、早餐前。若体重在 3 天内增加 2 千克以上，应该及时就医。

（3）保护皮肤：发生水肿时皮肤非常脆弱，如果没有正确保护，可能会导致皮肤的破损。因此，应注意保持床褥的清洁、柔软、平整、干燥。至少每2个小时变换一下体位，膝部及踝部、足跟部这些容易受压的地方可以垫软枕，减轻一些压力。平时应该穿柔软、宽松的衣服。用热水袋保暖时水温不宜太高，防止烫伤。

（4）药物：坚持遵医嘱服药，掌握自己所使用的药物的名称、剂量、用法、作用与不良反应。有使用利尿剂的患者，应该尽可能记录每天饮水的量以及尿量。

（5）坚持随访：病情加重时（如疲乏加重、水肿再现或加重、静息心率增加 ≥ 15~20 次/分、活动后气急加重等）及时就诊。

（6）家属支持：家属的支持是战胜疾病的重要保障，因此，家属应该提供积极的帮助，鼓励患者配合治疗。

（赖小兰　张倩）

腿脚肿与心脏有什么关系?

这天冯妈妈正在家里做家务,由于最近一直腿肿,动作并不灵便。

突然她感到胸口一阵难受,人也站不稳了,跌坐到沙发上……

冯妈妈:老头,我胸口难受得厉害。

冯爸爸:你这个胸口怎么了?!还有你腿肿这么厉害,要不去医院看看啊。

突然冯妈妈捂着胸口昏了过去,冯爸爸立马拨打了120。

这天,冯爸爸推着坐轮椅的冯妈妈在医院花园散步,正巧遇到了医生。

医生:冯妈妈,现在感觉怎么样?

冯妈妈:好多了,医生,我得的是什么病啊?

你主要是血压过低,平时有没有出现脚肿或经常感觉没有力气?问题就出在这里。

冯爸爸和冯妈妈一脸疑惑。

下肢水肿,这可不是小事儿。全身各个系统的很多病变,都可以表现为下肢水肿。但是为什么会出现下肢水肿呢?

无论男女,人体内的水分都占到体重的2/3。其中,人体体重将近1/5是分布在各种脏器组织间隙内的水分。当储积在组织间隙中的水分增多时，就表现为水肿。当心脏的收缩功能和舒张功能发生障碍时，无法有效维持全身血液循环，就会造成水分潴留，表现为下肢水肿。

冯妈妈：我知道自己有心脏病史，所以平时也注意保健，可就是疏忽了这次腿肿的事儿。

医生：莫名的下肢水肿有时是心脏病进展的重要预警信号，必须得注意啊。

科普小贴士

心脏是统管全身血液循环的司令部，当心功能减退的时候，会表现为水肿。水肿首先出现于身体的下垂部分，也就是双侧下肢。

此外，各型肾炎和肾病、肝硬化也会引起水肿。再者，上了一点年纪的老人如果没有其他症状，仅仅表现为下肢水肿，还有一种可能就是下肢静脉瓣功能不良。人直立行走，为什么下肢的血液能与地心引力抗衡、往上回流到心脏呢？那是因为下肢静脉内有许多个静脉瓣，就是在腿部静脉血管壁上有很多个兜面朝上的小口袋，保证血液只能往上流动。但静脉瓣在长期站立工作、重体力劳动、妊娠等情况下，会遭到破坏，这时候就会发生下肢水肿。

（中山医院上海心脏中心）

预防

治未病——把心衰预防做在前面

心力衰竭是许多心血管疾病的终末期，目前临床从治疗心衰患者，转向早期、多重干预心衰的危险因素，预防或延缓心衰的发生发展，以期降低其发病率和死亡率。那么预防心衰我们能做些什么呢?

控制血压、血脂、血糖

有效控制血压、血脂和血糖可以预防或延缓心衰的发生发展，减少心脑血管事件的发生。

高血压和糖尿病患者要坚持用药，推荐自测血压和血糖，如有不适及时就诊。

适当运动，控制体重

保持正常 BMI 可有效减少心脑血管疾病和糖尿病的发生。

肥胖患者，尤其是腹型肥胖患者需要合理控制体重。

根据身体耐受情况适度运动，推荐做一些有氧运动或抗阻力运动。

戒烟限酒

中国男性属于全球吸烟率最高的人群之一。推荐患者戒烟，杜绝再吸。

推荐心血管疾病患者滴酒不沾，如必须饮酒则每人每日最高饮酒量：成年男性不超过 25 克（相当于啤酒 750 毫升或 38 度的白酒 75 克），成年女性不超过 15 克。

合理膳食，控制钠盐

食物多样化，主粮粗细搭配，保证充足的水果和蔬菜摄入，控制畜禽肉和动物油的摄入量。

控制钠盐的摄入，包括调味品和加工食品。

做好情绪和睡眠管理

避免情绪激烈变化，保持乐观向上的心态。

每天保证充足、高质量的睡眠。

规律随访，按时服药

坚持用药，不随意增减、停药。

规律随访，如有不适及时就医。

（董忻悦　张贤）

诊断

心衰的分期与分型

心力衰竭被称为心脏病最后的战场。近年来，慢性心衰的发病率呈上升趋势。我国心衰的治疗情况已经有了很大改善，死亡率下降了 60%~80%。尽管如此，该病的 5 年死亡风险仍较高，这提示了慢性心衰管理，重在早期预防，早诊早治才能及时控制心衰的发展。

如何才能尽早地识别心衰做到早诊早治呢？下面就为你详细解读心力衰竭的分期，根据心衰的不同分期来找到相对应的预防控制及治疗措施。

A 期

首先让我们来了解一下 A 期。

A 期（心力衰竭风险期）：存在心力衰竭的危险因素，但无心力衰竭症状和（或）体征，无心脏结构和（或）功能的异常，无反映心脏牵拉或损伤的生物标志物异常。

患病人群：高血压、冠心病、糖尿病、肥胖、代谢综合征患者、使用心脏毒性药物史、酗酒史、风湿热史、心肌病家族史等。

多数心衰患者可以找到明确的病因或危险因素，而这些病因和危险因素要发展到临床心衰阶段是需要一个漫长演变过程的。

虽然这些慢性病随着人口老龄化、营养不均衡、运动量不足、不良生活习惯等诸多因素影响，在人群中已经非常常见了，但可千万不要小看了它们！

高血压：高血压会导致动脉粥样硬化的认知已经被人们普及，同时动脉粥样硬化形成后反过来又加速高血压进程。此外，长期高血压会引起左心室肥厚，血管重塑、内皮损伤等改变，一旦心肌收缩力下降就有发展成器质性心脏病的基础了。

糖尿病：糖尿病患者往往伴有血脂异常，同时血小板黏附及聚集性增强，胰岛素、性激素、生长激素和儿茶酚胺水平异常，加之高血糖、血管内皮功能紊乱和血小板功能异常，这些都会促进动脉粥样硬化的发生与发展。

同时我们需要关注目前比较高发的代谢综合征：代谢综合征是多重心血管疾病危险因素的聚集状态。

根据 2004 年中华医学会糖尿病学会根据中国人的特点对代谢综合征的诊断标准为：具有下列四项中的 3 项或全部者可诊断。

（1）肥胖：BMI ≥ 25（千克 / 米^2）。

（2）高血糖：空腹血糖≥ 6.1 毫摩尔 / 升和（或）餐后 2 小时血糖 ≥ 7.8 毫摩尔 / 升和（或）已确诊为糖尿病并治疗者。

（3）高血压：收缩压 / 舒张压 ≥ 140/90 毫米汞柱和（或）已确诊为高血压病治疗者。

（4）血脂紊乱：空腹血甘油三酯 ≥ 1.7 毫摩尔 / 升和（或）男性的空腹高密度脂蛋白胆固醇 < 0.9 毫摩尔 / 升、女性的空腹高密度脂蛋白胆固醇 < 1.0 毫摩尔 / 升。

综上所述：所有病情演变会导致心脏发生器质性改变的病因或危险因素，都是心衰的高发危险人群。将这些疾病列入心衰 A 期，是为了警示，也为了更好地预防基础疾病的发展和心衰的发生。

对于 A 期患者重点是控制心力衰竭的危险因素，预防这些患者发生心力衰竭。心衰治疗围绕"病因"，只有把原因控制了，我们的心脏就安全了。

患者需要积极治疗高血压、努力戒烟、根据医嘱调整脂质紊乱、有规律地进行运动、不鼓励饮酒和药物滥用、控制代谢综合征。

B 期

然后让我们来了解一下 B 期。

B 期（心力衰竭前期）：现在或既往无心力衰竭的症状和（或）体征，但是存在以下一项异常：①心脏结构和（或）功能异常：包括左心室或右心室收缩功能减低（射血分数降低或应变减低）或舒张功能障碍、心室肥厚、心腔扩大、室壁运动异常及瓣膜性心脏病等；②心腔内压力增加的证据：通过有创血液动力学测量或无创影像学检查（如多普勒超声心动图检查）提示心腔内充盈压升高；③存在危险因素的同时存在利钠肽或心肌肌钙蛋白水平升高，需要除外导致上述生物标志物升高的其他诊断，如急性冠状动脉综合征、慢性肾脏病、肺栓塞或心肌心包炎。

患病人群：左心室肥厚、陈旧性心肌梗死、无症状的心脏瓣膜病等。

简单一句话就是：心脏已经发生问题了，但是由于自身的代偿功能，心衰的威力还没有马上显现出来，处于暴风雨前的寂静。

我们以常见的心肌梗死为例：心肌梗死后由于冠状动脉的闭塞而导致所支配的心肌细胞缺血坏死，其对心脏器质性改变的严重程度取决于梗死的部位、梗死的面积及心肌细胞凋亡的数量等诸多因素，这些损伤是客观存在的，是不可逆的，此时这些患者已经步入了心衰 B 期。

许多心肌梗死患者在急性期通过心脏专家的精湛医术，紧急打通了闭塞血管，把心脏器质性损伤降到了最低，术后恢复良好，通常患者就会忽视对心脏的进一步关注，自己认为没有什么不适症状和体征。

但患者们请注意，这些只是自身心脏代偿的结果，一旦不好好服药，不规范治疗，心脏失代偿近在眼前。

许多科普作品在描述心脏时都喜欢把心脏描述为两房两厅，心脏的瓣膜好比"门"，心脏的传导好比"电路"，心脏的血管好比"水管"。大家都知道如果家里的这些东西损坏了就必须更换，但心脏上的零部件损坏了只能修修补补，一旦发生器质性的结构功能改变，更换是没有那么容易的，所以每个人只有一颗心脏，需要省着点"用"。

对于 B 期的患者重点是减轻心肌重构，延缓心力衰竭的发生。心衰治疗在以病因治疗为主的同时根据患者情况进行减轻心肌重构、减慢心率、减低心肌氧耗治疗。

C 期

C 期（症状性心力衰竭）：心脏结构和（或）功能异常，既往或目前有心力衰竭症状和（或）体征。

患病人群：器质性心脏病患者伴运动耐量下降（呼吸困难、疲乏）和液体潴留。

一旦到达 C 期，也就是有了心衰的症状和（或）体征了，专科医生提醒你务必要"直面事实，敢于面对，早期识别，积极治疗"。

出现以下症状或体征，需要重点关注，及时就医。

（1）呼吸困难：出现夜间阵发性呼吸困难、劳力性呼吸困难时就需要关注了，一旦出现端坐呼吸则已经是危急的表现了。

（2）乏力伴运动耐量下降：往往感到力不从心。

（3）水肿：身体下垂部位水肿，注意观察短时间体重是否增加明显。

（4）腹胀纳差等。

D 期

D 期（晚期心力衰竭）：优化治疗后仍有影响日常生活的显著心力衰竭症状，并反复因心力衰竭住院。

患病人群：因心力衰竭反复住院，且不能安全出院者；需要长期静脉用药者；等待心脏移植者；使用心脏机械辅助装置者。

对于 C、D 期的患者重点是缓解症状，提高生活质量，延缓心力衰竭恶化、降低死亡率。

心力衰竭的分期对每一个患者而言只能是停留在某一期或向前进展而不可能逆转，虽然它的进展会有一段时间，但不可忽视它的客观存在，而且这个时间对每一个患者来讲都不是恒定的，可能一个小小的诱发因素会加速它的进程。

小结

不可忽视任何一项危险因素，早诊断早治疗，定期复诊及坚持服药，是改善患者预后及生活质量的方法。在整个过程中强调综合治疗，包括生活方式的改变、药物的有效干预等。

（陆振宁　张贤）

治疗方法

什么是心脏再同步化治疗？
为什么称其为三腔起搏器？

我们知道，心衰患者都存在心脏扩大且收缩无力的特点，其中约有15%的心衰患者尚存在心脏的左、右心室之间及左心室内部的收缩不协调。这就导致已衰竭心脏的工作效率明显下降，心脏不能作为一个完整的合苞体完成射血动作。一方面，心脏收缩无力，而另一方面，收缩效率又下降，这无异于雪上加霜，使心脏排血量更加减少并加剧心脏的扩大，加速心衰恶化的进程。现有的所有药物对心脏活动的不协调都无能为力。

所谓心脏再同步化治疗（cardiac resynchronization therapy，CRT），是医生将三根起搏导线分别放置在心脏的右心房和左右两侧心室，然后在皮下埋置一个脉冲发生器，后者通过发放脉冲同时激动左右心室，让左右心室同时收缩而使其工作同步化，纠正其双心室收缩的不协调，增加心脏每次射血量，从而达到改善心力衰竭症状的目的。国内外大量研究已表明，该疗法可恢复心脏同步，改善心脏功能，明显降低死亡率，已取得了令人惊喜的疗效。

所植入的系统称为双心室同步起搏器，也称为"三腔心脏起搏器"，这是相对于普通心脏起搏器的单腔和双腔而言的。

目前主要的缺憾是双室同步起搏器的费用相对较高，但相对于多次检查住院治疗费用，它在患者生活质量的提高及生存期的延长等方面具有一定优势，所以其性价比还是很高的，值得有适应证的心衰患者考虑。

CRT疗法可以恢复心脏同步，改善心功能，明显降低死亡率，是治疗心力衰竭的利器。

（陈学颖）

心衰患者应该如何灌溉自己的"呼吸之树"?

为什么要灌溉"呼吸之树"?

心力衰竭是各种心脏结构或功能性疾病导致心室充盈及（或）射血能力受损而引起的一组综合征。多数心力衰竭患者就医是因为运动耐力下降与出现呼吸困难症状。

而"呼吸之树"的养成过程就是呼吸训练。它是按照一定的呼吸方法进行的训练，通过调节呼吸、松弛全身肌肉达到放松状态，使各系统生理机能处于稳定的状态。

通过正确的呼吸训练，不仅仅可以提高自己的运动耐力，降低在安静时的心率，还可以大大改善生活质量。

"呼吸之树"快速成长

1. 缩唇呼吸

（1）先放松，从鼻子自然吸气，而不是深吸气，同时嘴巴闭紧。

（2）此时默数 1、2 再放松，嘴巴像吹口哨一样，噘起嘴巴把气体慢慢呼出来，注意不要进行强行呼气，可以边默数 1、2、3、4，边把气体呼出来。

（3）循序渐进，逐渐延长至 10 秒。

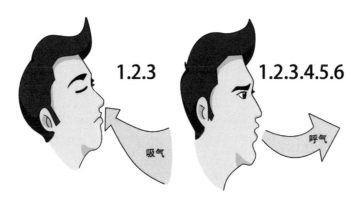

图 21　缩唇呼吸

加油哦！让我们一起畅快地呼吸吧！

2. 腹式呼吸

（1）放松，取半卧位或坐位，左、右手分别放在腹部和胸前。

（2）吸气时用鼻吸入，尽力挺腹，胸部不动。

（3）呼气时用口呼出，同时收缩腹部，胸廓保持最小活动幅度，慢呼深吸，增加肺泡通气量。

（4）熟练后逐步增加次数和时间，使之成为不自觉的呼吸习惯。

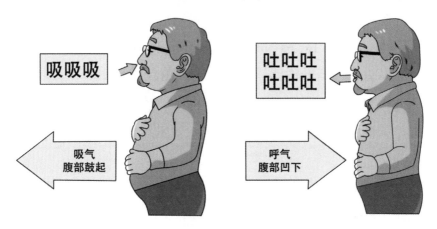

图 22　腹式呼吸

继续保持哦！你的小树正在苗壮成长呢！

3. 深呼吸法

（1）取舒适体位，放松全身肌肉，缓慢深吸气感觉到不能再吸气为止。

（2）然后屏气，屏气时间由 2 秒逐渐延长至 10 秒，然后缓慢呼气。

（3）连续 20 次为 1 组，每日早、中、晚各进行 1 组训练，安排在饭后 2 小时进行。

快看！你的小树又长高了，付出一定有收获呢！

"呼吸之树"成长口诀

思想集中，精神放松。

先呼后吸，吸鼓呼瘪。

呼时经口，吸时经鼻。

细呼深吸，不可用力。

增加活动，量力而行。

如何了解"呼吸之树"的成长状态？

（1）在呼吸训练之前和之后分别填写明尼苏达心力衰竭生活质量问卷（Minnesota Living with Heart Failure Questionnaire，MLHFQ）进行评价，总分数降低说明"树木"正在茁壮成长中。

（2）看看自己的活动能力有没有提高，比如本来爬一层楼都觉得很累，现在爬一楼半感觉还不错呢。如果这样的话说明训练得十分有效。

（3）可以到医院里进行专业的 6 分钟步行测试，会更加安全准确地了解呼吸状态。

（王晓霞　张倩）

管理

心衰到底离你有多远——心衰评估

心衰的诊断和评估依赖于病史、体格检查、实验室检查、心脏影像学检查和功能检查。在确诊心衰后，还需评估病情的严重程度及预后，以及是否存在并发症。

全面准确的评估是心衰患者明确治疗方案的前提和基础，那么心衰的评估内容有哪些呢？

评估第一步：症状和体征

（1）是否存在夜间阵发性呼吸困难、乏力、腹胀、水肿等症状，注意有无近期体重增加明显。

（2）是否存在端坐呼吸、颈静脉扩张、肺部啰音、心界扩大、心脏杂音、下肢水肿等体征，颈静脉压升高和心尖搏动位置改变对诊断心衰更为特异。

注：由于心衰的代偿程度和受累心室不同，心衰患者的症状和体征有较大的个体差异，代偿良好的心衰患者可以无症状和体征。

评估第二步：临床病史

（1）是否存在心脏病史，如冠心病、高血压、心肌病、瓣膜病、心肌炎、先心病等。

（2）是否存在心衰的诱因，如感染、大量输液、剧烈运动、处于妊娠期、甲状腺疾病、应用心脏毒性药物等。

原发性心肌损害和异常是引起心衰最主要的病因，除心血管疾病外，非心血管疾病也可导致心衰。精准地识别这些病因，心衰专科医生才能尽早采取特异性或针对性的有效治疗措施。

评估第三步：心脏重构和功能异常的客观证据

（1）超声心动图：可诊断心包疾病、心肌病、瓣膜病；定量心脏结构及功能指标；区别舒张功能不全和收缩功能不全；估测肺动脉压；为评价治疗效果提供客观指标。

（2）心电图：所有心衰以及怀疑心衰患者均应行心电图检查，明确心律、心率，及心电图形态。心衰患者一般有心电图异常，心电图完全正常的可能性极低。怀疑存在心律失常或无症状性心肌缺血时应行 24 小时动态心电图。

（3）胸部 X 线片：对疑似、急性、新发的心衰患者应行胸部 X 线片检查，以识别或排除肺部疾病或其他引起呼吸困难的疾病，提供肺淤血、水肿和心脏增大的信息，但 X 线胸片正常并不能除外心衰。

（4）实验室检查：血常规、电解质（钠、钾、钙）、血糖（空腹血糖和糖化血红蛋白）、肾功能（尿素氮、肌酐或肾小球滤过率）、肝功能（肝酶和胆红素）、血清铁、铁蛋白、总铁结合力、血脂、促甲状腺激素、利钠肽。

注：临床怀疑某种特殊病因导致的心衰（如心肌淀粉样变、嗜铬细胞瘤等），应进行相应的筛查和诊断性检查。

（5）生物学标志物

①利钠肽［B 型利钠肽（B-type natriuretic peptide，BNP）或 N

末端 B 型利钠肽原（N-terminal pro-BNP，NT-proBNP）]测定。利钠肽检测推荐用于心衰的筛查、诊断和鉴别诊断、病情严重程度及预后评估。出院前的利钠肽检测有助于评估心衰患者出院后的心血管事件风险。

注：经住院治疗后利钠肽水平无下降的心衰患者预后差。

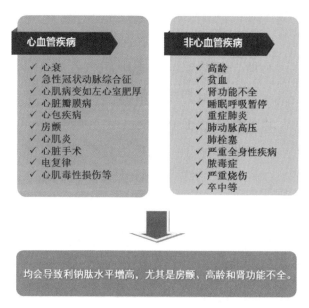

图 23　导致利钠肽水平增高的情况

②心肌肌钙蛋白（cardiac troponin，cTn）：推荐心衰患者入院时行 cTn 检测，用于急性心衰患者的病因诊断（如急性心肌梗死）和预后评估。

③其他生物学标志物：反映心肌纤维化、炎症、氧化应激的标志物，如可溶性 ST2、半乳糖凝集素 -3 及生长分化因子 15 等指标有助于心衰患者的危险分层和预后评估。

（6）心衰的特殊检查

①心脏磁共振（CMR）：是测量左右心室容量、质量和射血分数的"金标准"，用于复杂性先天性心脏病、扩张型心肌病患者、鉴别缺血性与非缺血性心肌损害、评估心肌纤维化的影像检查。

②冠状动脉造影：适用于经药物治疗后仍有心绞痛的患者，合并有症状的室性心律失常或有心脏停搏史患者，有冠心病危险因素、无创检查提示存在心肌缺血的心衰患者。

③核素心室造影剂、核素心肌灌注和（或）代谢显像：可用于诊断心肌缺血，可判断心肌存活情况。对心衰合并冠心病的患者，在决定行血运重建前，可考虑用于评估心肌缺血和心肌存活情况。

④负荷超声心电图：运动或药物负荷超声心动图可用于心肌缺血和（或）存活心肌、部分瓣膜性心脏病患者的评估。对存在劳力性呼吸困难，射血分数正常但静息舒张功能参数未能做出诊断的患者，负荷超声心动图有一定辅助作用。

⑤心肌活检：仅推荐用于经规范治疗病情仍快速进展，临床怀疑心衰是由可治疗的特殊病因所致且只能通过心肌活检明确诊断的患者。

⑥基因检测：对肥厚型心肌病、特发性扩张型心肌病、致心律失常性右心室心肌病患者，推荐基因检测和遗传咨询。限制型心肌病和孤立的致密化不全心肌病亦可能具有遗传起源，也可考虑基因检测，专科医生会根据患者自身情况给予合理化建议。

评估第四步：判断心衰程度

1. 心功能分级

表2　NYHA 心功能分级（普遍适用）

分级	症状
I	活动不受限。日常体力活动不引起明显的气促、疲乏或心悸
II	活动轻度受限。休息时无症状，日常活动可引起明显的气促、疲乏或心悸
III	活动明显受限。休息可无症状，轻于日常活动即引起显著气促、疲乏或心悸
IV	休息时也有症状，稍有体力活动症状即加重。任何体力活动均会引起不适。如无静脉给药，可在室内或床边活动者为 IV a，不能下床并需药支持者为 IV b

表 3　Killip 心功能分级（适用于急性心肌梗死）

分级	症状与体征
I	无心衰、无肺部啰音、无第三心音
II	有心衰，两肺中下部有湿啰音，占肺野下 1/2，可闻及第三心音
III	严重心衰，有肺水肿，细湿啰音遍布两肺（超过肺野下 1/2）
IV	心源性休克

2. 6 分钟步行试验

用于评定患者的运动耐力。6 分钟步行距离小于 150 米为重度心衰；150~450 米为中度心衰；大于 450 米为轻度心衰。

3. 心肺运动试验

心肺运动试验能量化运动能力，可用于心脏移植和（或）机械循环支持的临床评估、指导运动处方的优化、原因不明呼吸困难的鉴别诊断。

心脏康复中心会为患者量身定制各项评估项目及运动康复方式。

评估第五步：液体潴留程度

（1）短时间内体重是否增加。

（2）有无肺淤血、肺水肿导致的端坐呼吸症状。

（3）是否存在颈静脉充盈、肝颈静脉回流征阳性、肝脏充血、肺部啰音、下肢凹陷性水肿。

评估第六步：其他生理功能评价

1. 有创血流动力学检查

包括左室舒张末压（LVEDP）、肺毛细血管楔压（PCWP）。适用于以下几种情况。

（1）考虑心脏移植或机械循环支持的重症心衰患者的术前评估。

（2）超声心动图提示肺动脉高压的患者，在瓣膜性或结构性心脏病干预治疗前评估肺动脉高压及其可逆性。

（3）对经规范治疗后仍存在严重症状或血流动力学状态不清楚的患者，为调整治疗方案可考虑行此检查。

2. 心脏不同步性检查

常使用心电图和超声心动图进行判断。QRS 间期（QRS 间期 > 130 毫秒）和 QRS 形态（左束支传导阻滞）是心脏再同步化治疗（CRT）的重要指征。

小结

心衰患者的评估直接关系到专科医生制订的治疗方案。

指南建议对所有患者进行临床评估以识别心衰危险因素，临床证据显示通过控制心衰危险因素、治疗无症状的左心室收缩功能异常等有助于延缓或预防心衰的发生。

（董忻悦　张贤）

心衰的自我管理

慢性心力衰竭的治疗和康复是一个漫长的过程，在长期的自我管理过程中，患者需要持续监测心衰的体征和症状，掌握识别症状恶化的知识，这样才有助于及时发现病情变化，减少再入院，提升生存质量。

那么心衰患者需要自我监测哪些症状和体征呢？为什么要监测这些项目呢？我们一起来看看吧。

症状 1　心慌、呼吸困难

心衰患者的心肌收缩力没有储备，或储备量显著减少，在运动、情绪紧张等特殊情况时只能依靠增加心率来提高心输出量，患者就会出现"心慌"的感受。更有可能出现心律失常，如早搏、心房颤动或心房扑动，以及房室传导阻滞等，这也是引起患者心慌的原因之一。

如果出现"心慌"，应做好记录，及时就医。

活动期间出现呼吸困难属于劳力性呼吸困难，休息后可减轻或消失。这是由于体力活动时机体需氧量增加，心衰使心输出量减少，心率加快来提高心输出量，出现气急；舒张期缩短，冠脉灌注不足，加剧了心肌缺氧；另一方面左室充盈减少加重肺淤血，体力活动时，回心血量增多，肺淤血加重，呼吸困难加剧。若活动期间出现呼吸困难，应立即休息，若休息得不到缓解，应及时就医。

患者夜间入睡后因突感气闷、呼吸困难被惊醒，在端坐咳喘后缓解，严重者咯粉红色泡沫样痰，这是急性左心衰竭的典型表现。若发生在家中，应采取坐位，有吸氧条件者，立即吸氧，拨打120送往医院抢救。

症状2 "水肿"

心衰患者的水肿会出现在腿、手、脚踝、大腿、阴囊、腰、腹部等部位。

心衰的患者出现水肿，通常是右心衰竭的表现。右心衰导致体循环淤血，水钠潴留，表现为双下肢水肿逐渐向全身蔓延。一旦出现了水肿的症状，一定要引起重视，否则容易引起全身各器官灌注不足的情况。

出现水肿，主要是应用利尿的药物、强心的药物，以及扩张血管的药物来联合治疗。患者要注意休息，控制食物中钠盐的摄入，密切观察自己体重的变化，同时要保持情绪稳定，及时就医。

症状3 恶心、食欲下降

心力衰竭回心血量减少，胃肠道会出现淤血和充血，进而造成胃肠道水肿，导致患者食欲下降。胃肠淤血应用胃药效果不好。应积极就医，纠正心衰，主要是强心利尿，对症治疗。此外，焦虑也会引起食欲下降，建议患者保持良好的心态，积极治疗心衰。

症状4 疲劳

心衰患者出现疲劳可能由于呕吐、腹泻造成低钾血症，引起四肢乏力。心脏对缺钾非常敏感，低血钾容易诱发心功能衰竭、心律失常等情况。若出现低钾血症，需要尽快口服补钾或者静脉补钾。

也有可能是心衰进展，出现严重的水肿导致四肢无力。此外，睡眠问题以及贫血也会造成疲劳，建议及时就医，查明病因。

症状 5 咳嗽

心衰患者出现咳嗽可能是心衰加重或肺部感染。肺部感染反过来会加重心衰。因此，心力衰竭患者出现咳嗽应该高度重视，及时就医，除了要抗心衰治疗外，还要注意有无合并呼吸道或肺内感染，根据致病菌采取针对性治疗。

症状 6 口渴

医生常会根据心衰患者的病情制订严格的限水治疗计划。患者有时不能耐受口渴而进水过量，导致病情恶化，可以尝试在口渴时小口喝很少量的水或含一小块冰的办法来缓解口渴。

心衰患者出现口渴症状，也可能是心衰加重出现大量的浆膜腔积液及严重的水肿，还可能是使用利尿剂的不良反应或是合并糖尿病。

症状 7 头晕

心衰加重会引起头晕。心衰使心输出量减少，导致脑组织血液灌注不足，缺血、缺氧，出现头晕。建议患者休息平卧，或者是高枕卧位，以增加脑部血流量，防止急性脑缺氧缺血而出现昏厥。及时就医，积极治疗原发疾病，改善心肌及重要脏器供血，同时给予氧气吸入，改善脑缺氧。

此外，心衰导致的低血压、心律失常以及脱水过多都会引起头晕，建议及时就医，查明病因。

心衰患者还需要自我监测的 3 个体征。

体征 1　体重

心衰患者要定时、在相同情况下称体重，例如在早上上完厕所后，穿着轻薄的衣服，用同一体重秤监测体重。若 24 小时内体重增加 > 1.5 千克或者 3 天内体重增加 > 2.0 千克，表明液体潴留正在加重，需增加利尿剂使用剂量，并尽早就医。

体征 2　血压

高血压是导致心衰的一个重要病因，且心衰患者无论是否存在高血压，只要机体能耐受，都会进行血管紧张素转换酶抑制剂、血管紧张素受体抑制剂、血管紧张素受体脑啡肽酶抑制剂等药物的治疗。而这些药物本身就有降压作用，血压的数值直接关系到心衰药物的调整。因此，在治疗过程中，需要严密监测血压，维持血压在适宜范围。心衰患者低血压可能是降压药的作用也可能预示着患者的心脏疾病已经进入中晚期。

体征 3　心率、脉搏

心衰患者要经常监测心率或者脉搏。正常人的脉搏次数和心跳次数是一致的（有心律失常的患者例外），因此，可以通过测量脉搏来获得心率的数值。对于心衰患者而言，心率每加快 1 次 / 分，心血管事件的发生风险增加 3%；心率每加快 5 次 / 分，心血管事件的发生风险增加 16%。对于窦性心律患者的心率控制，总体目标是静息心率维持在 55~60 次 / 分为宜。心衰患者通过服用药物，控制心率，改善预后。

（董忻悦　张贤）

心衰的容量管理

注意限水

心衰会导致身体内的水钠潴留，即过多的水分存留在心脏。反过来，水钠潴留又会促进心衰症状的出现。

限水的方法：脚肿、心衰加重的患者应保证每天的入量比出量略少或平衡，患者和家属应学会记录每天出入量。

（1）找出喝水的杯子、做好记号。

（2）不口渴时，不要饮水。

（3）如果口干，可以尝试含一块冰、糖等。

（4）需要关注每天所吃的食物、水果中的含水量。

适当控制盐摄入量

（1）轻度心力衰竭患者：每天摄入钠盐量限制在 2 克，实际相当于食盐 5 克。

（2）中度心力衰竭患者：每天摄入钠盐量限制在 1 克，实际相当于食盐 2.5 克。

（3）重度心力衰竭患者：每天摄入钠盐量限制在 0.4 克，实际相当于食盐 1 克。

心衰患者应适当控制每日盐的摄入量，应比一般食盐量偏少，这样对控制 NYHA Ⅲ－Ⅳ级心衰患者的充血症状和体征有帮助。

心衰患者服用利尿剂时不需要严格限盐，因排尿过程中也会有电解质的排出；服用利尿剂的患者要注意补钾。

含钾丰富的食物：粮食类，如荞麦、玉米、红薯、大豆等；水果类，如香蕉、橘子、柠檬等；蔬菜类，如菠菜、苋菜、香菜、甘蓝等。

尿量的监测

尿量的变化可以反映心衰患者病情的变化。在心衰的治疗中，利尿剂必不可少，准确记录尿量可为医生观察病情和应用利尿剂的剂量提供依据。

记录尿量是非常重要的，病情的自我监测需要注重小细节，马马虎虎可不行，每次差个十几、二十，甚至一百毫升，统计一天的尿量可就误差大了。

一两天不觉得，等到有症状了，小问题就会变成诱发一次心血管事件的大麻烦。

所以事虽小，但意义重大，记录尿量可不能马虎。

心衰患者的自我管理——症状

（1）每日检查水肿，每天检查腿是否膨胀或身体其他部位存在水肿增长。

（2）监测运动耐量，记录气短症状：没有气短、气短在稍用力后、气短在剧烈用力后、气短在静息时等。

（3）监测夜间呼吸情况，能平卧、需要两个枕头或更多、端坐

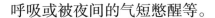

呼吸或被夜间的气短憋醒等。

（4）注意头晕，从不头晕、站立后头晕、几乎晕厥。

如有以上症状的加重，提示心衰恶化，需及时通知医生。

（董忻悦　张贤）

外科治疗

植入人工心脏后会成为机器人吗？

在超市上班的仲淼（化名）是一位终末期心脏病患者，他平时活动能力下降，走几步就觉得很累，晚上有时候睡不平，平时靠药物治疗只能稍有好转，医生建议他考虑心脏移植，但他顾虑手术风险。近日，他了解到人工心脏为终末期心脏病患者带来新的希望。他就好奇，什么是人工心脏？植入人工心脏会成为机器人吗？带着疑问，他来到了医院进行了咨询。

什么是人工心脏？

目前，我们国家所应用的"人工心脏"主要是指左心室辅助系统（LVAD），它是目前对于终末期心脏病患者一种有效的外科治疗策略。它是一种机械辅助装置，连接心脏的左心室和主动脉，作为辅助装置帮助快要"熄火"的心脏向主动脉及全身泵血。目前，经过多年的发展和研究，主流的 LVAD 可以分为轴流泵和离心泵，它们都被证实在临床上安全有效，对于终末期心脏病患者来说，这台机器相当于为心脏减负，可以让功能不全的心脏在得到良好休息的同时，通过机械的力量部分替代心脏泵的功能，维持正常的机体运转。

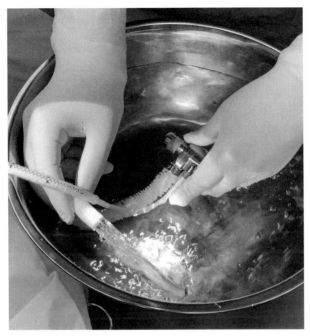

图24　左心室辅助装置（LVAD）

植入人工心脏不会成为机器人

目前的"人工心脏"主要是指左心室辅助装置，它通过将泵头装在左心室并通过人工血管将血液泵向主动脉，可以对已经功能不全的心脏加以机械辅助。左心室辅助装置需要长期稳定的电供应，因此，需要通过一根电线连接到体外的电源。现在的外接电源已经做到小型化，只需要背一个背包即可将电源及备用电源随身携带，十分方便，而且不影响正常生活，不会让植入人工心脏的患者变成机器人。

哪一类患者适合植入人工心脏？

对于终末期心脏病患者植入左心室辅助装置需要一系列严格而又详细的评估，这一系列评估不仅可以帮助患者了解自己的病情，而且可以帮助医生对植入后的获益及相关风险进行准确的评估。总的来说，如果患者是晚期心力衰竭，在通过药物治疗后仍有反复不适，都可以至专科门诊进行评估，请医生制订诊疗计划。

左心室辅助装置不是万能的机器，对于以下的患者可能并不适合：右心室功能不全；无法长期耐受抗凝药物；存在影响预期寿命的其他并发症如肝病、肾病等；对于合并瓣膜疾病的患者则需要医生进一步评估。

（刘鼎乾　刘欢　孙晓宁　杨兆华）

No. 1656802

处方笺

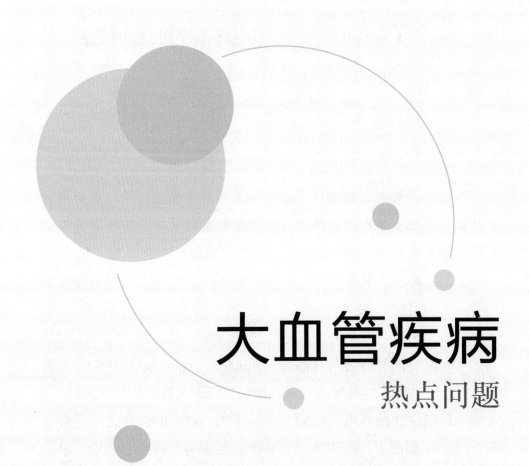

大血管疾病
热点问题

医师：＿＿＿＿＿＿＿＿

临床名医的心血之作……

外科治疗

高个子的烦恼——马方综合征的诊治

一天，送水小哥高思明（化名）在搬运大桶水时，突然间感觉自己前胸部发生了剧烈的疼痛，急忙跑到医院就诊，医生通过主动脉 CTA 报告看出，小高心脏出口的主动脉根部已经肿得像一个"瘤"一样了。实质上，小高所患的是"马方综合征"，这是一种遗传性的疾病。

马方综合征又称为马凡综合征（marfan syndrome，MFS），患者往往因个子高大，容易被选去做运动员，因此又被称为"天才病"。这是一种遗传性结缔组织疾病，患病率为 3000~5000 分之一，但也有大约 25% 的患者没有家族史。MFS 的主要特征涉及心血管、眼和骨骼系统。MFS 最致命的并发症是导致主动脉扩张，进而引起主动脉夹层。小高在搬运大桶水时，突然增加的血管内压力使原本脆弱或已经存在扩张的主动脉撕裂，导致夹层病变。

MFS 的表现除了大血管病变，还可能累及眼睛、骨骼系统，如近视、身高和臂展增加、前胸壁畸形（漏斗胸或鸡胸）、长手指和脚趾（蜘形指/趾）、轻度至中度关节松弛、狭窄和高度拱起的上颚、髋臼前突、脊柱异常等。

主动脉疾病的无创治疗

（1）主动脉病变随访。

对 MFS 患者的随访评估主要包括超声心动图及主动脉 CTA。主动脉疾病的严重程度与主动脉扩张的程度和范围有关。

（2）β–受体阻滞剂。

接受 β–受体阻滞剂治疗的患者其主动脉根部病变进展较慢，主动脉瓣反流、夹层、充血性心力衰竭，以及需手术干预的总体概率较不服药的情况相对低，但药物治疗并不能替代手术。

（3）限制活动。

通过限制 MFS 患者的活动，可以降低血压水平的波动。已经确诊 MFS 的患者，应避免剧烈运动，避免高强度的体能训练，避免身体承受爆发性力量，如搬运重物等。

手术治疗

（1）主动脉手术的时机。

当 MFS 患者主动脉直径进展到 5.0 厘米时，一些 MFS 患者可能会突发夹层病变，是 MFS 产生并发症和死亡的主要原因，建议符合条件的患者可以接受预防性手术（如主动脉根部置换术）。

（2）主动脉根部置换术及保留瓣膜的主动脉根部置换术。

目前主动脉根部的手术主要有 Bentall 手术，即使用复合瓣膜移植物（自带瓣膜的人工血管）同时替换主动脉瓣和升主动脉，并将左、右冠状动脉开口重新吻合至原位，达到对病变的主动脉根部的修复；而保留瓣膜的主动脉根部置换术相对于 Bentall 手术，可以保留患者自身的主动脉瓣，对年轻患者而言，可以避免终身抗凝治疗和监测带来的烦恼。

（康乐 赖颢）

人体内的定时炸弹——主动脉瘤

我们熟知的肿瘤，英文为 tumor 或 neoplasm，是指组织细胞异常地过度生长，其中恶性肿瘤则是指那些具有侵袭性和转移性的肿瘤。而主动脉瘤的瘤，英文为 aneurysm，其源于希腊语 ἀνεύρυσμα，意为"扩张"，是指血管这类管状结构由于各类原因出现结构上扩张、隆起、鼓包等改变，随着它不断变大，最终导致破裂。作为人体最粗的动脉，主动脉也会发生瘤样病变，而当直径增加，特别是超过 45 毫米后，称为主动脉瘤，其发生主动脉夹层、主动脉破裂的风险急剧上升，因此，这种隐匿的疾病可以说是人体内一颗悄无声息的定时炸弹，因为其破裂往往毫无征兆，破裂导致的出血又可在数分钟内导致患者因失血性休克或心包填塞致死。

主动脉瘤的患者往往并无临床症状，其发现多为体检或筛查过程中，通过超声、CT、磁共振等影像学手段得以诊断。只有少数患者由于瘤体过大，出现疼痛或局部压迫症状，从而促使其就医后发现。

那么，哪些人群容易罹患这一疾病呢？主动脉瘤的病因是多样的，可以是遗传性疾病，如马方综合征、Loeys-Dietz 综合征等，该类人群多为年轻人，可能有相应的家族史，体型体征方面也有相应

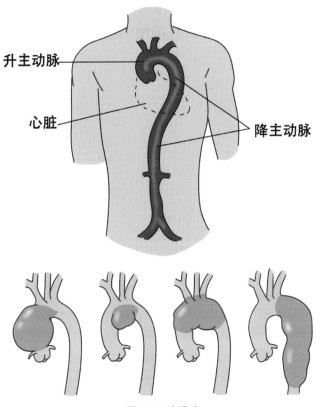

图 25　动脉瘤

特点，比如高瘦、胸廓畸形、高度近视等。除了遗传基因之外，主动脉瘤也好发于具有高血压、动脉粥样硬化、吸烟等高危因素的人群，以老年人为主。在中青年人群中，还有一类名为主动脉瓣二叶式畸形的疾病，该病患者除了主动脉瓣膜形态不同于其他人群，易发生瓣膜病之外，高达 50% 的主动脉瓣二叶式畸形患者会合并升主动脉扩张或主动脉瘤。因此，养成健康的生活方式、合理慢性病控制，是预防老年人群主动脉瘤发生发展的主要手段，而对于所有人群，定期的健康体检，特别是心脏彩超、CT 等影像学检查，是早期发现主动脉瘤的重要手段。

　　主动脉瘤的危害主要是发生夹层，甚至破裂出血导致猝死，其治疗手段，最为关键的是早期诊断和预防性手术，根据主动脉瘤发生部位的不同，可选择开放性手术将病变血管切除，置换为人工血管，亦可选择微创介入方法采用腔内技术进行修复。动脉瘤手术犹如拆弹工作，虽然手术总让人害怕，但做好预案的手术风险并不大，解除了危险才能长久平安。

（季强　赖颢）

最危险的胸痛——主动脉夹层

冯大爷血压高好多年了，老伴一直催他去医院看看，可他觉得自己身体倍儿棒，从没把这事放在心上。这天下午，冯大爷与几个老牌友打麻将，激战正酣，突然他感到胸口一阵剧烈疼痛，从前胸扯到后背，疼得他直不起腰、满头大汗，等了一会儿也不见好，反而越来越厉害，可把大伙儿吓坏了，赶紧喊了救护车送他去看急诊。

医生看冯大爷胸痛这么严重，赶紧安排了验血和心电图、主动脉 CTA 检查。很快结果出来，心电图结论正常，主动脉 CTA 显示冯大爷得的是主动脉夹层，而他的剧烈胸痛就是主动脉夹层内膜撕裂导致的。

什么是主动脉夹层？

主动脉是人体最大、最重要的血管，它由心脏发出，顺着胸腔和腹腔走行，沿途发出各路分支，负责给人体的所有器官提供血液氧分。由于直接从心脏发出，主动脉承受了心脏泵出的全部血液，平时所说的"血压"，就相当于主动脉的压力。主动脉血管壁分为内膜、中层、外膜三部分。当主动脉压力过高导致内膜破损时，主动脉腔内的血液会迅速通过破口进入主动脉壁中层，使主动脉内、外膜分离，形成一个沿着主动脉长轴方向扩展的夹层样结构，术语称"假腔"，这就是主动脉夹层。

为什么说主动脉夹层是最危险的胸痛？

主动脉夹层发生时，大量血液冲过撕裂的破口进入假腔，造成内膜撕裂不断进展，患者会感受到剧烈的撕裂样疼痛，累及胸背部。沿途的血管分支受累时，还会发生其供血器官灌注不良或心包填塞等危及生命的并发症。当夹层假腔内压力增高致主动脉外膜破裂时，将会发生致命的大出血，迅速导致死亡。

该病发病率并不算高，约每十万人口中有 0.5~2.95 例，男性多于女性，发病年龄可见于十几岁至八九十岁，高峰年龄在 50~70 岁。后果十分严重，60%~70% 病例在急性期死亡。累及升主动脉的称为"A 型主动脉夹层"，若未得到及时诊治，其 48~72 小时死亡率可以达到 50%~80%，亦即每拖延一个小时，死亡率会增加 1%。由于病情来势汹汹、进展迅猛、早期死亡率高，因此主动脉夹层被称为"最危险的胸痛"，应该早诊早治，积极预防，积极治疗。

主动脉夹层有哪些高危因素？

主动脉夹层最常见的高危因素是高血压和动脉硬化。血压高会导致主动脉压力增加，血管扩张，动脉粥样硬化会导致主动脉内膜产生粥样斑块，容易出现破口。有的患者随访或体检时发现主动脉扩张，也是主动脉夹层的高危人群。此外患有先天性主动脉疾病或遗传性结缔组织病的人群，如马方综合征、Loeys-Dietz 综合征、二叶式主动脉瓣畸形等也是主动脉夹层的易发人群。还有部分少见病如白塞病、梅毒性主动脉瘤、外伤等为高危因素。

气温骤降、早晚温差大会导致血管收缩及血压大幅度波动，更容易诱发主动脉夹层。因此，有以上危险因素的人群应特别注意保暖及预防。

主动脉夹层怎么预防？

高血压的患者要做好长期自我健康管理，调整药物，定期随访，改变不良生活方式，将血压控制在正常范围内，避免血压剧烈波动。高危人群如已知主动脉瓣病变、主动脉扩张（如升主动脉直径 >4.5 厘米）、主动脉溃疡、马方综合征、二叶式主动脉瓣等患者应定期随访，关注病情变化，及时寻求专科医生帮助。

高危人群一旦发生剧烈撕裂样胸痛，也可能伴有一过性晕厥、腹痛、一侧肢体无脉等症状时，要警惕主动脉夹层的可能，及时就医，切勿耽误治疗。

（顾佳伟　赖颢）

"溃疡"的主动脉是怎么回事？

口腔溃疡、胃溃疡，是我们日常生活中熟知的让人烦恼的溃疡。可是，又有谁知道，溃疡还能长在人体最大的动脉——主动脉上，让人濒临"大江决堤"的危险处境。

"溃疡"一词中，溃，决也，是指肌肉或组织因腐烂而破了口。疡，头创也，意为溃烂，"溃疡"是指一种表现为破溃、溃烂、破裂的病症。

主动脉是人体最粗的动脉，是由内膜、中膜、外膜三层结构组成的脉管结构，具有一定的韧性和弹性。随着人体老化，其结构也会发生改变，特别是在吸烟者以及患高血压、糖尿病、高脂血症等高危人群中，血管更易发生粥样斑块、管壁钙化等情况，伴随着血管局部炎性细胞的破坏，血管内膜、中膜遭到破坏，从而产生类似"溃疡"的病变。

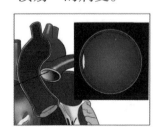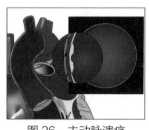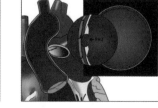

图 26　主动脉溃疡

由于主动脉承受着动脉系统的高压状态，血管局部的溃疡，可能会进一步产生动脉瘤、主动脉壁间血肿、主动脉假性动脉瘤、主动脉夹层，甚至主动脉破裂。准确的评估是规避灾难性后果的关键。绝大多数的主动脉溃疡都无症状，少数患者可表现为胸痛、背痛。影像学检查是诊断和评估主动脉溃疡的主要手段，其中主动脉CT血管造影（CTA）能准确地提供主动脉溃疡的位置、大小、深度等信息，从而为治疗方案提供依据。

对于小型溃疡，特别是弓降部的小型溃疡，通常是老年人常见的血管老化表现，可采用保守治疗措施，并针对加速溃疡发展的危险因素进行预防和干预，比如戒烟、严格控制血压、血糖、血脂等。而对于溃疡较大者，依据患者整体健康情况，必要的手术干预是避免不良结局的有效手段，其中位于升主动脉的溃疡尤为危险，应尽早进行人工血管置换手术，而对于主动脉弓降部的溃疡，则可依据主动脉解剖形态，考虑采用微创的主动脉腔内修复技术进行干预。

人生一世，草木一秋，谁都抵不过血管的老化，但健康的生活方式、合理的慢性病控制，定可延缓这一进程。定期的体检、专业的诊疗，则可排解"溃疡"的主动脉这颗岁月静好中的"暗雷"。

（王毓琳　赖颢）

No. 1656802

处方笺

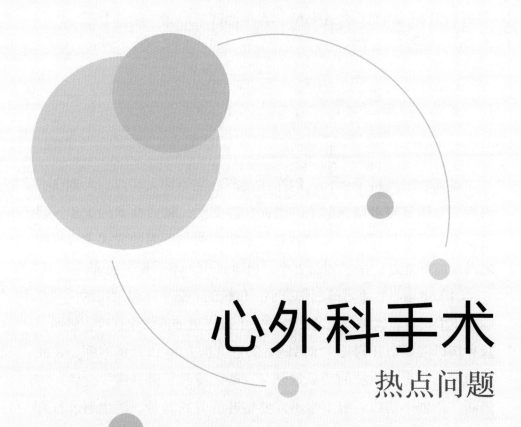

心外科手术
热点问题

医师：＿＿＿＿＿＿＿＿＿＿

临床名医的心血之作……

微创心外科

小切口解决大问题——微创心脏外科手术

提到心脏外科手术，人们往往会不自主地和大切口、大创伤、出血多、恢复慢等联系起来。然而，事实上，随着技术的进步，目前很多心脏外科疾病已经能够通过小切口微创手术的方式完成，随之而来的好处是，手术创伤更小、出血更少，术后恢复更快。

（1）微创心脏手术的创伤更小。传统的心脏手术最常用的切口是胸部正中切口，这种方式的好处是医生操作更加方便和直接。然而，这种切口需要切开胸骨，术后胸骨的愈合需要8~12周的时间，在此时间段内，患者上肢的活动如开车、搬运重物、健身需要受到一定限制。微创小切口心脏手术不需要切开胸骨或肋骨，医生通过打开肋骨间的缝隙就可以很满意地看清手术的部位，因此不需要考虑胸廓完整性破坏的影响。另外，微创心脏手术不需要暴露整个心脏，医生只需要做有限解剖以暴露出需要手术的局部，因此创面更小。

（2）微创心脏手术的视野更清晰。由于角度的关系，对于某些部位的手术其暴露效果甚至优于传统的大切口。微创心脏手术还可以借助胸腔镜，胸腔镜具有三点优势：一、为胸腔内部提供额外的照明。二、将手术部位的细节放大10倍以上。三、广角镜使医生的视野不受切口大小的限制。因此，微创心脏手术中医生不仅能看清手术部位，而且视野更清晰、更明亮、更宽广。就以二尖瓣手术为例，由于二尖瓣位于左心房内，处于心脏的正后方，传统的胸部正中切口手术需要先切开位于心脏前方的右心房，再打开左右心房之间的间隔才能进入左心房。而通过胸部侧面进行微创手术时，则可以直接打开左心房看到二尖瓣。

（3）微创心脏手术的出血量更少。传统的心脏手术创面更大，胸骨的断面以及固定胸骨所产生的钢丝眼都是潜在的出血来源。微创心脏手术一方面避免了切开胸骨，另一方面涉及的创面大大减少。因此通常微创心脏术后的出血量要明显少于常规手术，大多数患者可以不需要输血，因此也减少了由输血带来的不良反应。

（4）微创心脏手术具有更好的美容效果。大多数的微创心脏手术通过右胸小切口进行，其切口长度比传统手术缩短 2/3 以上。对于女性患者来说，切口可以隐藏在乳房下缘皮肤皱褶处，因此其美容效果明显好于胸部正中切口。在保证安全的前提下，微创小切口是年轻女性等对美容有较高要求患者的首选。

（5）微创心脏手术的恢复时间比传统的心脏手术短。由于手术对胸廓完整性的破坏小，疼痛轻，因此术后呼吸功能的恢复更好。通常术后的住院时间为 3 到 5 天，出院时患者能够自如地下床行走，术后患者在日常起居中所受到的活动限制也更少。

总的来说微创小切口心脏手术在减少创伤、加快恢复方面比传统胸部正中切口手术具有明显的优势。目前在成熟的微创心血管外科中心，很多手术能够通过小切口完成，包括：瓣膜手术、先天性心脏病手术、冠脉搭桥手术，甚至部分第二次做心脏手术的患者也可以选择小切口。当然微创小切口手术并不是适用于所有情况，具体情况有赖于专业医生的全面评估。实践中，经过仔细评估，合理选择，微创心脏手术能够达到和传统手术相同甚至更优的安全性和有效性。

（刘欢 魏来）

什么是经导管主动脉瓣置换术？

随着年龄增大，人的体能会逐渐下降，从之前跑步跑 5 千米，变为散步 1 千米，从之前可背数十斤大米，变为手无缚鸡之力，老人们也常发出"人不能不服老"的感慨。一部分老人体能下降尤为明显，平地走两三百米即出现胸闷、气促、乏力，甚至不时出现两眼发黑、突然晕倒的情况。当出现这些症状的时候就该引起高度警觉，可能不是简单的"岁月催人老"，而是我们的"心门"——主动脉瓣发出警报：主动脉瓣发生狭窄和（或）关闭不全已经让心脏不堪重负，难以维持正常生活了，尽早到医院就医可能会挽救生命。

什么是主动脉瓣？主动脉瓣病变又怎么会影响心脏呢？其实我们的心脏像一套四居室的房子，主动脉瓣就是这套房子的正门，正常情况下它由三片纤薄的扇形瓣叶组成，心脏里面的血液经过它输送到全身各处。当这扇大门因为各种原因出现异常，如瓣叶增厚、钙化、粘连或扩张等，导致打不开（狭窄）或关不上（关闭不全）的时候，血液瘀滞在心脏里，负担加重，长年累月之下会导致心功能衰竭直至死亡。因此当主动脉瓣出现严重病变时，及时处理，给心脏减负，不但避免了心脏引起的猝死，还能改善生活质量。

主动脉瓣这扇"心门"坏了应该怎么处理呢？最常用最有效的

方法是将这扇"门"整体置换成人工材料的新"门"。长久以来，医生是通过开胸直视的方法将病变瓣叶去除，将新的人工主动脉瓣用针线缝制于原"心门"的门框也就是瓣环上，实现除旧换新。近年来，一种新的手术方式被应用于人体——经导管主动脉瓣置换术（transcatheter aortic valve replacement，TAVR）。它的手术原理就如同地铁，将人工主动脉瓣压缩成圆柱形胶囊，放置于长管状的输送器中。人体血管如同地铁轨道，而输送器就是车厢，它装载着瓣膜胶囊沿血管轨道送至地铁的始发站——心脏。当输送器到达主动脉瓣"心门"中央，"胶囊乘客"下车，被压缩的人工主动脉瓣瞬间膨胀，将原先损坏的自身瓣膜"挤"到四周，而它则会支撑在瓣环上，实现"旧门"换新颜。

相较于传统开胸直视下主动脉瓣置换术，经导管手术有三大优点：首先它显著降低对人体的创伤。目前导管进入人体的途径主要包括大腿根部的股动脉或静脉、颈部的颈动脉、锁骨下方的锁骨下动脉以及乳房下方的心尖，医生会根据患者的实际情况选择最合适的"上车点"。"车厢"仅5~8毫米粗，因此"上车点"处仅需要1~3厘米的迷你切口即可完成手术，术后患者几乎不会有明显的疼痛感。其次，术中不需要心脏停止跳动，手术时间短，全身影响小，对于高龄、高外科手术风险、虚弱的患者可以显著增加安全性。最后，手术不需要锯断胸骨或肋骨，术后恢复快，通常术后24~48小时即可出院回家，一周左右即可回归正常生活。

虽然在欧美发达国家，接受经导管主动脉瓣置换术的患者数量已大大超过传统开胸主动脉瓣置换术，但经导管手术也并非适用于所有患者。首先能够压缩成胶囊的介入人工瓣膜均为生物材料制成，而生物瓣都有使用时限，通常为10~20年不等，因此目前往往建议年龄大于65岁的患者选择该术式。而相对年轻患者仍推荐直视下主动脉瓣手术。其次，如主动脉瓣"心门"结构合适，患者应首先考虑外科手术修复瓣膜，成功修复的瓣膜其长期效果要优于任何人工瓣膜——自己的永远是最好的。

经导管主动脉瓣置换术为高龄、高危、虚弱的主动脉瓣病变患者带来了福音，大大降低了手术风险，改善了生存质量，以最小的痛苦得到有效的治疗。但病情千变万化，建议患者首先咨询有经验的专科医生以获得最佳的治疗建议。术后应定期到医院随访，建立自己的瓣膜档案，以及时调整治疗方案。

（杨晔　魏来）

什么是经导管二尖瓣手术？

　　二尖瓣是心脏中的一个重要"阀门"，起到防止血液倒流的作用。当这个"阀门"出现损坏或异常，引起血液射出受阻或者血液倒流，影响心脏的正常工作，就会导致胸闷、气短、心慌等症状的出现，严重者继发心衰，危及生命。

　　二尖瓣疾病是最常见的心脏瓣膜病，在西方国家每10位75岁以上的老人中，就有1人患有二尖瓣疾病，多为二尖瓣反流。药物治疗对于大多数类型的二尖瓣反流通常仅仅起到缓解症状的作用，无法逆转或延缓疾病的进展。

　　手术是解决严重二尖瓣疾病的主要治疗手段，主要分为二尖瓣修复和置换两种方式。外科二尖瓣手术需要锯开胸骨或经右胸肋间小切口，在体外循环的帮助下，心脏停搏后对二尖瓣进行修复或者置换。虽然外科二尖瓣手术目前已经是一种成熟且相对安全的手术方式，但对于高龄老人或者平常身体虚弱、合并症较多的患者来说，手术风险仍然较大，术后恢复时间也相对较长。

　　经导管二尖瓣手术是一种新兴的技术。在X射线或超声的引导下，医生通过大腿上的血管或心尖插入一根细长的导管，把器械送入心脏，对二尖瓣进行处理。这种手术方式的优点在于它不需要锯开胸骨、不需要体外循环和心脏停搏，手术创伤小，恢复时间短。因此，对于传统外科手术风险较大的患者来说，这种手术方法更为安全和适宜，患者通常可以更快地康复并回到正常的日常生活中。

一般而言，二尖瓣修复比二尖瓣置换能够为患者带来更好的生活质量和更长的寿命。因此对于二尖瓣病变结构相对简单的高危患者，医生通常会建议选择经导管二尖瓣修复手术来纠正反流。其中经导管二尖瓣夹合手术是目前相对成熟、证据积累最多的技术，在全世界已使用超过 15 万例。其原理简单地来说，就是用一枚或多枚夹子，将两片瓣叶中无法关闭的部分夹在一起，这样就可以减少或消除血液倒流了。另一种可行的方式是经导管人工腱索植入，直接替代断裂的自身腱索，更符合解剖纠治的要求。但由于二尖瓣解剖结构和病因病理机制十分复杂，目前经导管二尖瓣修复技术只适合少部分患者。医学专家正在致力于研发新的器械来适配更多的患者。

对于一些复杂以及不适合修复的病变，或者以前二尖瓣修复失败或者替换过生物瓣膜的患者再次出现了二尖瓣问题，我们往往建议选择经导管二尖瓣置换手术。通过植入一个新的生物瓣膜，替换原本"坏"掉的瓣膜，从而恢复心脏的功能。这种置换手术理论上可以适应更多的病变类型，但也存在生物瓣膜使用寿命有限等不足。

经导管二尖瓣手术是一种微创、安全、有效的手术方法，为那些因为外科手术风险大而失去救治机会的患者带来了新的生机。但这些手术方法开展时间均不长，尚未有足够的长期数据证明其远期效果，因此目前大多数技术用于不适合外科手术的情况。

值得注意的是，二尖瓣病变机制复杂，类型繁多，需要经有经验的心脏团队充分评估后方可给出最佳治疗方案。经导管二尖瓣手术技术也相对复杂，需要具备高度专业化的医疗团队和设备，目前仅在较大的心脏中心开展。

（陆云涛　魏来）

围术期处理

心脏手术有年龄限制吗?

老陈今年七十五岁了,平时喜欢爬山、游泳。三年前他开始反复出现活动后胸闷气短,含服硝酸甘油后可明显缓解,近期症状加重,胸闷气短后伴出汗及咽喉部紧缩感,就诊后冠脉造影提示:冠心病,三支病变。医生建议要到心脏外科做冠脉搭桥手术才能彻底解决多支冠脉狭窄的问题。这下老陈犹豫了,他心想:"俗话说'人生七十古来稀',我已经七十多岁了,还患有高血压、糖尿病,能不能承受得了这个手术呢?手术以后还能不能继续运动呢?"

心脏外科医生全面评估老陈的病情后,耐心地跟老陈解释道:"高龄并不是心脏手术的禁忌证。事实上随着社会老龄化的进展,人们的寿命普遍较以前延长,老年人易患的一些心血管疾病也变得更加普遍。老年人术前评估一般情况较好、做好充分准备,是完全可以接受心脏手术的。你虽然合并有高血压、糖尿病这些基础疾病,但是目前身体其他的器官状况都还不错,可以考虑做冠脉搭桥手术,术后恢复好了以后,完全可以继续参加游泳等体育活动。实际上,我们给不少80岁以上的患者做过心脏手术,包括搭桥、换瓣甚至大血管手术,术前经过严格地评估,充分术前准备,制订详细的手术方案,做好各种风险预案,最后手术效果都挺好的。"

最后，老陈欣然同意了医生推荐的手术方案，接受了冠脉搭桥手术，手术过程非常顺利，恢复良好。术后半年，心脏康复以后老陈又可以参加自己喜爱的体育活动了。

事实上，随着年龄的增长，人们罹患心血管病的概率也不断增长。例如由动脉硬化导致的冠心病、由瓣膜退行性变造成的主动脉瓣狭窄、房颤、心功能不全等都和年龄增长有显著的关系，都是老年人中的常见病。这些疾病中很多情况能够通过外科手术延长生存时间、改善生活质量。当然，老年人常常面临身体虚弱、营养不良、基础疾病多等不利因素，这的确会增加手术的危险性，但是高龄和这些合并情况并不是手术的绝对禁忌证。决定手术前医生都会对患者进行全面的个体化评估，同时，医生会衡量外科手术能给患者带来的获益，只有在获益显著高于风险时才会建议采取手术治疗。

另一方面，近年来兴起的微创心脏手术大大减少了手术创伤和风险，使得原本没有传统手术机会的高危高龄患者有了新的选择。例如胸腔镜辅助下的小切口心脏手术，和经心尖或经导管瓣膜手术。这些微创的手术方式创伤小，手术时间短，出血少，恢复快，因此特别适用于高龄且合并多种基础疾病，无法耐受传统外科手术的患者。

因此，对于什么年龄适合做心脏手术的问题，目前高龄已经不是一个绝对的限制性因素了，一般根据患者心脏病的严重程度，由心脏外科医生做全面个体化评估后决定是否手术，并选择最合适的手术方案，这样高龄患者常可得到满意的结果。

（杨泉林　刘欢）

心脏术后患者在监护室怎么吃？

心脏术后患者在监护室（ICU）的恢复情况往往牵动全家人的心。家属们除了关心患者的生命体征，还经常询问ICU医生——"医生，我家人在里面要吃点什么吗？"

老一辈有一种说法，以形补形、吃啥补啥。于是很多家属经常买来大补的猪蹄汤、补血的红枣粥，以及更夸张的送来很多鸡鸭鱼肉。那么，监护室心脏术后患者真的应该这么吃吗？

首先，心外科监护室分为两类患者，一类是病情稳定，能够自己经口进食的患者。另一种就是病情相对危重，口里有气管插管连着呼吸机，无法经口进食的患者。对后者，医生会为其置入一根鼻胃管，每天有充足的营养液从鼻胃管里灌入。营养液富含各种营养成分，可以基本满足成人一天所需的能量，医生们也会根据患者身体情况来调整营养液的总量跟种类，以达到患者每日营养所需。

说了那么多，肯定很多家属要问了，那监护室内那些病情相对稳定的患者能吃些什么呢？

病情相对稳定的患者进入监护室后，医生先将其口中的口插管拔除，插管拔除后，为了观察患者咳嗽反射的恢复情况，一般先建议禁食禁水2~4小时，4小时后患者情况无特殊、无呛咳呕吐等，可以开始过渡到半流质饮食。有糖尿病的患者医生会为其提供糖尿病半流质饮食。对于合并特殊基础疾患者的饮食，监护室会进行相应的调整，同时也会兼顾到不同宗教信仰患者对饮食的特殊要求。

说到此处，家属肯定又有疑问了，既然稳定的患者在监护室能吃半流质，那半流质是吃什么呢？他们又能做些什么为患者加餐增加营养呢？

心脏术后患者饮食的首要原则是高蛋白、高维生素、易消化、无辛辣刺激，忌浓茶、烟酒。其次半流质饮食包含粥、酸奶、面条等。

从患者术后第二日开始，为鼓励达到目标进食量，可让患者少食多餐，除医院每日为患者提供的一日三餐外，家属在这阶段可以给患者增加辅食来提供营养，例如：蛋羹、藕粉、清淡的鸽子汤、香蕉、猕猴桃等。

因心脏术后患者的特殊性，需严格控制患者的出入水量，一般不建议家属携带高盐的食物给患者加餐，以免增加患者对水的需求。对于血糖偏高的患者，也不建议家属携带高糖分的水果以及食物。

心脏术后患者对营养的需求较高，在之后的饮食中也可添加瘦肉、鱼肉等做的粥类，辅食也可选虾仁、鱼丸等；蛋类如蒸蛋、炒蛋、蛋花等均可食；豆类制成的豆腐脑、豆腐、豆腐干等；蔬菜可做成软细菜泥、菜糊，还可用少量碎嫩菜叶；水果可制成水果泥。但尽量卧床期间避免进食牛奶、豆浆等易产气食物，以免引起腹胀。

心脏术后患者应多进食高蛋白、高维生素、易消化食物。蛋白质是术后组织新陈代谢与修复必需的营养物质。优质蛋白质有鱼、虾、牛肉等；多吃新鲜蔬菜，新鲜有色的蔬菜含有丰富的维生素、矿物质、膳食纤维等，术后患者长期卧床，容易引发便秘，多食用高纤维素的食物可以防止患者便秘或者在难解便时增加心脏负担；

患者可定量吃水果，心脏术后的患者对于血液内钾的含量较为敏感，若是低钾容易引起心脏术后心律失常，因此可给患者适当补充一些香蕉、橙子等水果，水果最好在两餐之间吃。

最后，所谓"狂饮伤身，暴食伤胃"，在心脏术后早期，不要追求一味地靠吃来恢复健康，而应该循序渐进，少食多餐，吃要有所节制，饮需适可而止。

（薛燕）

No. 1656802

处方笺

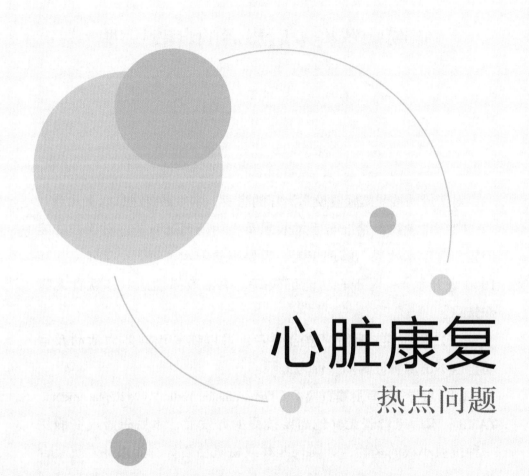

心脏康复
热点问题

医师：＿＿＿＿＿＿＿＿＿＿

临床名医的心血之作……

术后管理

瓣膜病置换术后患者的自我管理

对于成功接受瓣膜置换术治疗的患者，术后需要注意以下几点。

（1）患者饮食情况与手术效果及心功能情况有关。对于心功能仍较差，手术效果不够理想者，需要限盐限水（每天小于4克盐和1000毫升水）；对于心功能仍较好、手术效果理想者，饮食无特殊禁忌。

（2）术后5~7天伤口愈合患者，可以恢复正常体力活动及运动，以不出现明显胸闷气促为上限。

（3）经导管主动脉瓣置换术（Transcatheter Aortic Valve Replacement，TAVR）术后患者若无其他需要抗凝的并发症，术后患者仅需服用一种抗血小板的药物，如阿司匹林或氯吡格雷等。如果并发抗凝合并症，如有房颤，需要抗凝治疗，包括新型口服抗凝药（如利伐沙班）及华法林。

（4）合并有心衰或左心室扩大患者，一般术后会即刻改善，需遵医嘱进行抗心衰药物治疗。门诊随访根据心功能改善情况减少用药。

（5）合并有其他并发症如高血压、糖尿病者，应该进行相应药物治疗，控制并发症。

（6）TAVR 术后，小部分患者有心脏传导阻滞、心率过慢的并发症，一般在术后一周内出现（一般一月后稳定不再出现），术后若出现晕厥及心率慢等情况，应及时就医。若出现这种情况，有可能要植入起搏器。

（7）TAVR 术后患者的随访时间节点一般为出院后 1 月、3 月、6 月、1 年和之后每年。

（8）对于行外科主动脉瓣手术者，植入机械瓣者需要长期华法林抗凝，生物瓣者需要长期抗血小板治疗。

（9）主动脉瓣狭窄手术干预指征一般为重度主动脉瓣狭窄，小部分合并明显心衰症状中度狭窄患者也可以手术干预。对于未达到手术干预指征（中度狭窄）患者，每 6~12 个月行心超检查，监测瓣膜狭窄变化情况。

（洪楠超　漆祎鸣）

心肌梗死治疗后就万事大吉了？
这些禁忌必须了解，可别追悔莫及

随着我国人口老龄化加剧和居民生活方式的改变，心血管病已成为威胁人民生命和健康的重大公共卫生问题。心血管病的发病率和死亡率持续升高，以缺血性心脏病和缺血性卒中为主的动脉粥样硬化性心血管疾病死亡率升高更为明显，在总心血管病死亡中的占比从 1990 年的 40% 上升至 2016 年的 61%，同期年均死亡人数从 100 万增至 240 万。急性心肌梗死是冠状动脉发生急性阻塞，进而导致心肌缺血性坏死的一类危重急症。

我国每年突发急性心肌梗死的患者约 100 万人，死亡率可高达 30%。值得注意的是，即使经过抢救顺利出院，心肌梗死后 1 年内的死亡率仍然高达 20%，这是由于在心肌梗死后，还有许多并发症随之而来。

下面，就让我们来聊一聊急性心梗之后，应该如何生活。

这里为大家总结了十六字箴言：一戒三限，一低一高；规律用药，定期随访。

"一戒"指的是戒烟

研究已经证实戒烟能够明确降低死亡风险。保持信心和毅力，用科学的手段，制订个体化方案，可以帮助你戒烟成功。

"三限"指的是限液、限盐和限酒

1. 限液

心脏承担全身血液的循环，如果摄入液体过多，超过排出，其实就是给心脏增加了工作负担，对于发生过急性心肌梗死的心脏，很可能无法承受这样的负荷，进而导致急性心衰的发生。建议每日摄入的液体量不超过 1.5~2 升。要特别注意所谓的液体不仅指白开水，还包括饮料、豆浆、汤，甚至水果、蔬菜里的水分也都需要计算在内。建议患者每天称体重，如果 3 天内体重增长 2 千克以上，则说明很可能体内有液体潴留，应减少水分摄入，甚至就医接受利尿剂治疗。

2. 限盐

盐的摄入容易导致水分潴留，使其不易排出，从而增加心脏负担。因此，推荐每日摄入的食盐不超过 6 克，避免榨菜、咸菜、腐乳、咸鱼、酸菜、咸肉等高钠食物的摄入。

3. 限酒

或许有人会说，饮酒不是可以保护心血管吗？很遗憾地告诉大家，喝酒并不会给心脏病患者带来什么真正的好处。如果实在想要和亲友小酌的话，男性每日摄入的酒精量不能超过 20 克，相当于250 毫升啤酒或 3 两左右的黄酒或 1 两左右的白酒，而女性在此基础上还应减半。

"一低"指的是低脂

导致血管狭窄的罪魁祸首就是由大量胆固醇导致的斑块。可想而知，如果不把血脂降下来，那么血管很可能再次发生阻塞。每日膳食中脂肪占比不应超过30%。对于高脂血症患者，推荐每日摄入胆固醇不超过300毫克，避免肥肉、内脏、蛋黄、鱿鱼、墨鱼、蟹黄、鱼子等高脂食物，而尽量选择如瘦肉、带鱼、小黄鱼、海参等低脂食物。

表4　食物黑榜

食物（100克）	胆固醇（毫克）	食物（100克）	胆固醇（毫克）
肥猪肉	109	鱿鱼	1170
猪肝	288	墨鱼	226
猪腰	354	河蟹	267
猪脑	2571	鱼子	400~1000
猪蹄	192	河虾	247
鸡蛋	585	牛油	135
蛋黄	1510	黄油	296

表5　食物红榜

食物（100克）	胆固醇（毫克）	食物（100克）	胆固醇（毫克）
瘦猪肉	81	鲫鱼	90
瘦牛肉	58	带鱼	76
瘦羊肉	60	海蜇	8
鸡肉	106	海参	51
兔肉	59	河蚌	57
小黄鱼	74	牛奶	24
草鱼	86	酸奶	15

"一高"指的是高纤维

推荐每日摄入30~45克纤维素，≥200克的水果和≥200克的蔬菜。比如可以将精制的米饭、面条、白馒头替换成燕麦、黑麦制品；并且要尽量选择富含纤维的果蔬，比如鱼腥草、口蘑、黄花菜、笋、酸枣、椰子肉、菠萝等。

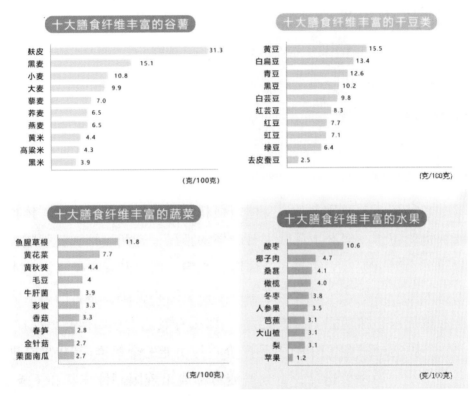

图27　膳食纤维丰富的食品

规律用药，定期随访

心肌梗死后往往需要联合多种药物进行治疗，包括抗血小板、降血脂、降低心脏负荷、改善心室重构、控制血压等药物，并且往往还需要根据患者的具体情况，比如缺血风险、出血风险、血脂血压控制水平、其他合并疾病等调整药物的种类及剂量。因此，不仅要做到规律用药，不擅自停药、减药，还必须定期随访评估，在医生的指导下个体化调整用药。

（包丽莲）

运动康复

你的身体真的健康吗？

老王是一名退休老师，身体很强壮，每年都会参加体检，体检指标也均正常。但老王反映平日爬楼梯很累，走两层楼梯就很喘，这是怎么回事呢？大家都知道体温、心率、血压和呼吸是人类基本的四大生命体征，然而目前还有一个被美国心脏协会命名的第五大生命体征：心肺功能（有氧能力）。那么有氧能力该如何测得呢？

心肺运动试验（CPET）是评价心肺功能的金标准。CPET 是进行逐渐增加的强度运动，直到筋疲力尽或出现限制性症状和（或）体征。在 CPET 期间，可以获得氧气摄取（VO_2）、通气（VE）和二氧化碳输出（VCO_2）等指标，为临床医生提供了各种变量，可以帮助探索个体的生理学。

CPET 具有无创、定量、客观和敏感的特点，在很多方面具有重要的应用价值。

预测健康人在特殊环境下的风险

健康体检均是在静态下做的各项检查，它不能预测在特殊环境下的意外风险，如运动中和处在高原地区。心肺运动试验是观察人体在剧烈运动下的心肺反应和细胞有氧代谢的能力，因此，它是观察运动状态下的风险评估。

预测发生高血压的风险

观察人体在运动时血压的变化情况可预测日后患高血压病的风险。无心脏病史的健康人在运动时血压反应过度，发生高血压的风险比正常人高。

辅助诊断冠心病

心肺运动试验可以从心电和九图两个方面来判断运动状态下的心肌是否缺血。

指导制订运动处方

根据心肺运动评估结果，出具运动处方可提高运动耐量，提高生活质量。心肺运动试验在运动康复中的作用是任何检查都替代不了的。它可帮助确定个体化的运动方法设计，以达到最佳运动强度和最低的运动风险。

辅助诊断肺功能

在临床上常用于对阻塞性肺病、限制性肺病、混合型肺病的严重程度及肺功能情况进行呼吸困难的鉴别。

运动员体能测试

运动员储备能力的评估。由于运动需要肺、心脏和肌肉等脏器密切协调的工作才能完成，因此心肺运动试验是唯一将心与肺偶连，在运动中同时对它们的储备功能进行评价的科学工具。

（庄蕾）

心力衰竭患者对运动"过敏"吗？

心血管疾病患者一旦发生心力衰竭，往往不敢运动。其实不然，近年来，运动康复治疗作为慢性心衰治疗的一个重要组成部分，越来越受到人们的关注。运动康复治疗是一种安全有效、简便易行的方法，大量循证医学证据显示运动康复能改善心衰患者的远期生存率、住院次数与时间、活动耐量、生活质量，并降低死亡率和再住院率，也是心衰康复治疗过程中不可或缺的必要环节。

运动康复的主要内容包括：有氧训练、肌力训练、呼吸训练、平衡训练、柔韧性训练等。中医传统特色运动疗法，如太极拳、五禽戏、八段锦、易筋经等，已经被广泛应用于心力衰竭的运动康复治疗中。

在进行系统运动前，应先到医院检查，排除运动的禁忌证（如急性冠脉综合征早期、恶性心律失常、急性心力衰竭等），并且进行常规的运动能力评估（心肺运动试验、六分钟步行试验及中医的望闻问切等），然后由专业医师制订运动处方。

运动处方包括：运动种类、运动强度、运动时间和频率。其中运动强度是制订运动处方的重要内容。运动种类包括有氧运动（慢步、踏车、游泳、太极拳、五禽戏、八段锦及易筋经等）和抗阻运动（弹力带、哑铃及沙袋等）。运动时间可以这样安排，有氧运动：起始阶段，2 次 / 周，10~15 分钟 / 次，低强度（40%~50%VO$_2$peak，RPE < 15）；维持阶段，3~5 次 / 周，30~45 分钟 / 次，中至高强度（70%~80%VO$_2$peak，RPE < 15）。抗阻运动：起始阶段，重复次数 5~10 次 / 天，2~3 天 / 周，强度 30% 1-RM，主观运动感觉为比较用力；抗阻 / 力量训练期，重复次数 10~20 次 / 天，2~3 天 / 周，强度 30%~50%1-RM，主观运动感觉在比较用力与用力之间。

心力衰竭患者并不是只有躺着休息、减少活动才能降低病情加重的可能性，而是通过药物稳定后进行科学运动。在此希望心力衰竭患者重视并积极参与运动康复，改善生活质量，重新回归社会。

（沈扬）

No. 1656802

处方笺

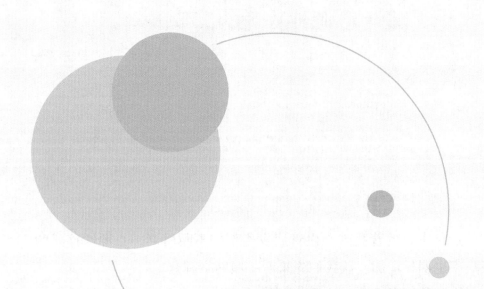

心源性猝死

热点问题

医师: _____

临床名医的心血之作……

高危因素

发生心源性猝死的高危因素

心源性猝死现状

近年来，随着我国心血管病发生率的不断增高，心源性猝死的发病率也明显增加。让我们先来看一项网络调查。

由中华医学会心电生理和起搏分会（CSPE）与中国医师协会心律学专业委员会（CSA）携手腾讯公司针对中国互联网用户开展了"2017 年心源性猝死全国认知调研"，调查结果显示，超四成网民认为自己在生活或工作中有过无法缓解的极度压力或疲惫感，自我判断应该被列为心源性猝死的高危人群。

对于工作强度大、连续工作时长较长，自述经常熬夜的被调查者中，职业分类多集中在广告媒体、市场营销及互联网周边产业等细分行业。针对参与调查的网民所属地域来源区分"面对心源性猝死的危机感"排名中，广州、深圳比例最高，北京、上海紧随其后。那么网民自认为是猝死的高危人群，这到底是不是正确呢？

的确，现代社会中，人们生活不规律、日夜颠倒、工作压力大和强度大，网民对照自身情况觉得自己是猝死高危人群，但其实心源性猝死者本身可能有未被发现的潜在疾病，尤其是心脏疾病，而高强度工作和压力是诱发其疾病早发导致猝死的重要因素。

从医学角度来说，有一些人群尤其需要预防心源性猝死，包括：冠心病、曾经发生过心肌梗死者、心力衰竭（心脏泵出血液的能力不能满足人体的需要）者、有严重室性心律失常史者、曾经发生过心源性猝死者以及有心源性猝死家族史者。

可能引起心源性猝死的心脏疾病

1. 冠心病

心源性猝死最常见的病因是冠心病，见于急性冠脉综合征（包括急性心肌梗死和不稳定心绞痛）。美国心脏协会研究指出："25%左右的冠心病患者以心源性猝死为首发临床表现。"国内文献指出："在心源性猝死的患者中，80%的成人死因与急性冠状动脉综合征有关。"急性冠脉综合征发生后，突发的心肌缺血造成患者心脏的电活动紊乱，进而发生恶性心律失常（多为室颤），此时如果患者没有得到及时的心肺复苏或复苏失败，就会发生猝死。急性心肌缺血刚刚发病时最危险，急性心肌梗死第 1 小时内发生心室颤动的概率较 24 小时后高 25 倍。在因急性冠脉综合征死亡的患者中，绝大部分患者死于发病的第一个小时之内。这是由于突然发生的心肌缺血使患者猝不及防，其心脏电生理活动无法适应这种突发的代谢紊乱，故容易发生恶性心律失常。这个时间段患者往往没在医院，因此处在生死关头。随着时间的推移，患者通过自我调整，将逐渐适应这种缺血情况，形成了新的动态平衡（心电重构），加上医学干预措施的应用等，使恶性心律失常的发生率逐步下降，心源性猝死的风险也会随之降低。

2. 其他心脏疾病

一类是器质性心脏病，如心肌炎、肺心病、风心病、高血压心脏病、心肌病等。另一类是非器质性心脏病，即心肌离子通道缺陷性疾病造成的猝死，如 Brugada 综合征、QT 间期相关综合征（QT 间期延长及缩短等）、致心律失常性右室发育不良综合征、马方综合征、儿茶酚胺敏感性多形性室速（CPVT）等。这类患者大都属于基因缺陷造成的离子通道功能异常，多与家族及遗传有关。这类患者的心脏没有直观的形态和结构异常，故不属于器质性心脏病。只有用分子生物学的手段方能查出问题所在。多数患者在 30 岁前后就因心源性猝死而结束了生命。因为心脏搏动是由血清离子（K^+ 离子、Na^+ 离子、Ca^+ 离子等）进出心肌细胞膜内外造成的，故一旦发生离子通道功能异常，离子无法正常出入心肌细胞，就可能促发恶性心律失常甚至心搏骤停，进而导致猝死的发生。

随着生活水平的提高，越来越多的人会定期做体检。建议可以在心脏这个重要器官上额外做一些非常规的检查，一旦发现有上述提到的疾病，应该提前治疗，从而降低发生心源性猝死的可能性。

如果已经确认有以上心脏疾病也不用过于担心，遵医嘱治疗是最重要的。

（陈学颖）

病因

心源性猝死的真面目

什么是心源性猝死？

一般而言，平时身体健康或貌似健康的人，在出乎意料的短时间内，因自然疾病而突然死亡即为猝死。

许多疾病、剧烈运动、某些药物等都可以造成猝死，而其中70%~80% 的猝死源于心脏疾病，我们称其为心源性猝死。

心源性猝死，指由于心脏原因导致的患者突然死亡。目前多数人认同的有关心源性猝死的概念是："由于心脏原因所致的非预见性的自然死亡，患者既往可以患有心脏病或无心脏病史，从发病到死亡的时间一般在瞬间至一小时之内。"

心源性猝死的临床分期

1. 前驱期

在心源性猝死前的数天或数周，甚至数月可出现胸痛、气促、乏力、软弱、持续性心绞痛、心律失常、心衰等症状，但有些患者亦可无前驱症状，瞬即发生心脏骤停。

2. 终末事件期的表现

由于猝死原因不同，终末事件期的临床表现也各异。典型的表现包括：严重胸痛、急性呼吸困难、突发心悸或眩晕等。若心脏骤停瞬间发生，事先无预兆，则绝大部分是心源性。在猝死前数小时或数分钟内常有心电活动的改变，其中以心率加快及室性异位搏动增加最为常见。因室颤猝死的患者，常先有室性心动过速。另有少部分患者因循环衰竭发病。

3. 心脏骤停期

心脏骤停的症状和体征如下：①突然的意识丧失或抽搐、可伴有惊厥。②大动脉（颈动脉、股动脉）搏动消失，脉搏扪不到，血压测不出。③听诊心音消失。④叹息样呼吸或呼吸停止伴发绀。⑤瞳孔散大。

4. 生物学死亡期

心脏骤停发生后，大部分患者将在 4~6 分钟内开始发生不可逆脑损害，随后经数分钟过渡到生物学死亡。心脏骤停发生后立即实施心肺复苏和尽早除颤，是避免发生生物学死亡的关键。

（陈学颖）

身体这么好，运动会猝死？

　　足球世界杯激战才刚落幕，作为运动爱好者的你可曾关注过运动背后不止伤痛，还有一种十分恐怖的突发事件——猝死。镜头拉回到过去，原来这个世界早已上演了一幕又一幕的悲情故事：公元前 490 年，青年士兵菲迪皮德斯只喊了一声"我们胜利了"便倒在了雅典城墙之下；20 世纪 70 年代以推动世界范围内慢跑热潮而闻名的运动员吉姆·菲克斯，于 1984 年 7 月 20 日在佛蒙特慢跑时猝死；2007 年 8 月 25 日，西班牙国脚普埃塔突然倒在了联合会杯的赛场上……这些看似健壮如牛的年轻人缘何还没来得及告别便突然离开这个世界呢？导致他们突然离世的常见原因有哪些呢？下面就来聊聊"运动性猝死"这个话题。

　　目前世界卫生组织和国际心脏病学会把运动员或体育锻炼者在运动中或运动后 24 小时内意外死亡的，称为运动性猝死，其中运动性心脏猝死最为多见。什么是引起运动性心脏猝死的主要原因呢？资料显示，在小于 35 岁的年轻人运动性心脏猝死中，肥厚型心肌病、冠状动脉发育畸形、特发性左室肥厚等是主要病因。其他还包括较少见的病因，如主动脉破裂、致心律失常性右室心肌病、主动脉瓣狭窄、长 QT 综合征、二尖瓣脱垂、离子通道病、预激综合征和冠心病等（如图 28）。但在年龄大于 35 岁的较年长运动员中，冠心病是猝死的最常见原因，所占比例竟高达 73%~95%。

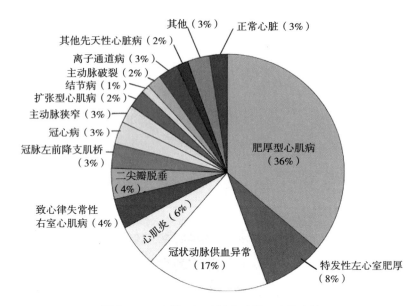

图 28　35 岁以下运动性心脏猝死病因占比

肥厚型心肌病

资料显示，肥厚型心肌病是导致年轻人运动性心脏猝死的主要原因，占 1/3 以上。人群中肥厚型心肌病患病率高达 1/500，但由于许多患者平时没有任何症状，终身都未被诊断，这为运动性猝死埋下了隐患。有肥厚型心肌病的年轻人，运动后尤其是剧烈运动后容易诱发心源性猝死。因此，建议体育运动爱好者都应该做心脏彩超筛查确认有没有肥厚型心肌病，部分长期大量运动的朋友至少应 5 年复查一次心脏彩超。

先天性冠状动脉畸形

先天性冠状动脉畸形是一种比较常见的冠状动脉供血异常，从数据上看占年轻人运动性猝死原因的第二位。和肥厚型心肌病一样，先天性冠状动脉畸形也不容易被发现，大多数先天性冠状动脉畸形患者平时常常没有任何症状，只有在运动量大时才发病，甚至猝死。

不过观察资料显示，一些冠状动脉畸形运动员在发生猝死前，常有心绞痛或晕厥等症状。而且，大多数冠状动脉畸形可以通过手术治疗矫正降低猝死风险。因此，建议运动爱好者如果出现运动后的胸闷、胸痛等症状，尽早进行冠状动脉 CTA 或冠状动脉造影检查以确诊是否存在冠状动脉畸形。

特发性左心室肥厚

约占年轻运动性心脏猝死的 8%。特发性左心室肥厚在病理解剖形态上与肥厚型心肌病很相似，是一种匀称性的向心型肥厚。但不同的是，它与遗传无关，且无细胞排列紊乱的病理学表现。

目前还不能确定，但专家倾向于认为特发性左心室肥厚实际上就是下列几种疾病。

（1）肥厚型心肌病：只不过形态学表现较为轻微。

（2）运动员心脏综合征：运动员心脏综合征指进行正规耐力训练后运动员心脏正常解剖和生理的适应性变化，表现为左心室肥厚。但只有极少数有左心室肥厚的运动员会发生猝死，这也是虽然运动员进行了比较细致的体检，却仍有运动员在激烈的竞技性运动场上发生猝死的原因。

（3）伴左心室肥厚的右室心肌病。

心肌炎

约占运动性心脏猝死的 6%。在心肌炎的急性期和康复期进行运动都有可能发生心源性猝死，因此得了心肌炎的运动员要康复 6 个月以上，经仔细评估后才能重新返回运动场。心肌炎发生运动性猝死似乎容易预防，因为心肌炎一般都会有症状。但是，有时在渴望荣誉和不愿面对多年辛勤付诸东流的强烈心理驱使下，往往有人因铤而走险而酿下悲剧。

二尖瓣脱垂

特发性二尖瓣脱垂在普通人群中的发病率高达5%左右，而大多数存在特发性二尖瓣脱垂的运动员可以完全没有症状。不过，如果运动前经过常规体检，就可以发现这一异常，因为检查时心脏听诊有心脏杂音，而心脏彩超则可以做出诊断。

致心律失常性右室心肌病

致心律失常性右室心肌病是意大利北部年轻运动员最常见的猝死原因，而其他国家和地区相对要低，约占年轻运动员心脏猝死的4%。

右室心肌病是一种常染色体显性遗传病，以右心室的纤维化和脂肪浸润为特征，可导致右心室壁的变薄和扩张，从而引发复发性和难治性室性快速型心律失常。本病的诊断比较困难，怀疑致心律失常性右室心肌病的患者，如果超声心动图检查不能发现右心室扩张和功能障碍，应该进行心肌磁共振成像检查。

主动脉破裂

主动脉破裂约占年轻运动员心脏猝死的2%~5%，其中50%的运动员是马方综合征。马方综合征夺去国内外不少优秀运动员的生命，如美国女排名将海曼、意大利前男排国手博沃伦塔、委内瑞拉女排国手卡拉巴里、意大利足球运动员莫罗斯尼、俄罗斯滑冰选手格林科夫等。

马方综合征的人群发病率约为4/10万，是一种常染色体显性单基因遗传性结缔组织病，其诊断依赖于临床表现（骨、眼及心血管系统）和家族史。心脏彩超表现为主动脉特发性扩张、主动脉瓣狭窄，主动脉夹层动脉瘤。怀疑马方综合征的话还应同时进行眼科和骨科检查。

还有一些相对比较少见的原因，在此不一一列出。对于爱好运动的朋友们来说，为了防止运动性猝死，最好先比较充分地评估自身健康状况，进行较为详细的检查，如心电图、超声心动图、胸部 X 线、运动试验等，以避免自己本身是运动性猝死的高危人群而不自知。同时运动时应重视如胸闷、胸部压迫感、眩晕、头痛、极度疲乏甚至晕厥等一些先兆症状，以减少悲剧和惨剧的发生。

（潘俊杰）

你以为的感冒，可能是致命的心肌炎

心肌炎，顾名思义就是心肌发炎了，可以是心肌部位相对局限的炎症，也可以是整个心脏发生弥漫性炎症。心肌炎的发病可以是爆发性的、急性的，也可以是慢性稳定或慢性活动的。

心肌炎的病因包括感染性与非感染性两大类，而引起心肌发炎的感染因素可以是细菌、真菌、原虫、寄生虫、螺旋体、立克次体、病毒等各种病原体。而非感染性因素包括自身免疫性疾病（如红斑狼疮等）和药物、重金属、生物毒性物质、物理损伤等引起的中毒导致的心肌损害。大家最为熟悉的就是其中最常见的——病毒性心肌炎。

那为什么说心肌炎喜欢盯上年轻人呢？而且很多还是平时非常健壮的人呢？主要的原因有以下两条。

（1）年轻人工作压力大、负荷重，而平时自认为身体比较健康，为了工作上的事往往比较拼，超负荷工作，不注意休息，这种情况下常常会导致抵抗力下降，发生病毒感染。

（2）我们每一个人一生中发生病毒感染的次数至少几百次，甚至可能上千次，如果次次都发生病毒性心肌炎，那心肌早坏了。那些得心肌炎的年轻人很大部分是由于机体对于病毒感染的过度反应，即所谓超敏免疫反应。身体启动正常的免疫反应是身体抵御外界不良物入侵的保护机制，但是启动过强过猛的身体免疫反应却是有害的，它反而会损坏我们的身体。所以我们见到一些爆发性急性重症心肌炎，往往不仅损伤心脏，而且也损伤肝脏，甚至损伤肾脏。

在此要提醒年轻人，在努力工作实现自我价值和创造未来的同时，也要注意减少身体超负荷工作的情况，要注意劳逸结合，否则身体可能在过度使用中出现危险状况。当然，心肌炎盯上年轻人，不是说得心肌炎是年轻人的专利，而是年轻人更为常见一些，一些年长的朋友也同样需要引以为戒。

（潘俊杰）

心肺复苏

救治心脏骤停患者的"黄金四分钟"

心源性猝死仅少数发生在医院内，超 80% 发生在家中或公共场所。对于心脏骤停患者的救治有"黄金四分钟"的说法，当患者出现心脏骤停，大脑皮层耐受缺氧时间仅为 4 分钟，随后脑部等重要脏器就会因缺氧而发生坏死，心脏骤停大于 4~6 分钟，脑组织会发生不可逆的损害，心脏骤停大于 10 分钟将导致脑死亡。因而，如果发现有人心脏骤停，如果只是拨打 120 呼救，等救护人员来了后再进行救治，患者被抢救回来的希望是非常渺茫的。这时我们能做的是对患者进行心肺复苏和使用自动体外除颤器（AED）进行除颤。其中，心肺复苏要达到一定按压深度和频率才能起效，需要参加专业培训才能掌握，而自动体外除颤器（AED）的操作简单且非常有效。它的工作原理和 ICD 类似，只不过 AED 是一种便携式的医疗设备，可供非医务人员抢救心源性猝死患者。AED 就像是相机中的"傻瓜机"，没有医学背景的人听从仪器的语音提示即可操作。

当有患者发生心跳停止，且持续处于心室颤动状态时，AED 是能在医院以外场所及时处置急救患者的有效装置。在抢救进行时，通过 AED 的协助可以令心源性猝死患者的心肺复苏抢救成功率成倍提高。

AED 使用方法大致如下。

（1）开启 AED，依据视觉和声音的提示操作。

（2）在适当的位置紧密地贴上电极，可参考 AED 机壳上的图样和电极板上的图片说明。

（3）根据语音提示操作，AED 将会开始分析心率，在此过程中请不要接触患者，分析完毕后 AED 将会发出是否进行除颤的建议，当有除颤指令时不要与患者接触并根据提示按下相关按钮除颤。

（4）一次除颤后未恢复，可继续进行心肺复苏，反复至急救人员到来。

"救命神器" AED 和"防猝死神盾" ICD 有什么区别？

（1）两者都是除颤的，都有应用价值，只是针对的场合不一样。

（2）一个体外，一个体内。AED 是自动体外除颤器，ICD 是埋藏式心律转复除颤器。

（3）两者适用的地方不一样。AED 的价值在于公共场合，可以在别人发生室颤的情况下予以救治。把握黄金 4 分钟，非常重要。而 ICD 是针对心源性猝死高危人群的个体预防，对单个个体来说，发挥作用会更加迅速有效。比如当患者独处的时候发生室颤，旁边没人的话就算有 AED 也无能为力，有 ICD 则可以在 20 秒内进行除颤。

由于人口基数大，我国心源性猝死的患病总人数居世界之首，心源性猝死离我们并不遥远。目前我国心源性猝死的多项有效防治工作与世界先进水平差距较大，仍需全社会各界力量不断提高重视程度与精诚合作。减少心源性猝死，仍然任重而道远。

（陈学颖）

身边有人猝死了该怎么办?

心源性猝死是猝死最主要的原因,而且是迄今为止威胁人类生命最为紧急的急症,它的紧急度和危险度令人害怕。一般3秒钟不能恢复心跳的人就会感到头晕、黑蒙;10~20秒不恢复心跳,人的意识就会丧失,发生突然晕倒;30~45秒后,瞳孔就会散大;1分钟仍然没恢复心跳,会出现呼吸停止,有时会合并大小便失禁;4~6分钟一直没有恢复心跳的,脑细胞就会出现不可逆的损伤;超过6分钟,救活的机会仅约4%;超过10分钟,生存机会非常渺茫。而且部分患者经过较长时间(一般指8分钟以上)可以恢复心跳的,但即使心跳恢复了,往往存在严重的脑损伤,甚至脑死亡。

因此,心源性猝死的早期判断、早期抢救非常重要。目前发达国家对于普通民众的医学知识教育已经非常普及,对于警察等人员都有强制培训,以便于他们能在第一现场、第一时间进行抢救,这对于提高心源性猝死抢救成功率和减少脑损伤等并发症具有极其重要的作用和意义。

如何简单快速地判断心源性猝死?

心源性猝死主要的表现是:心搏骤停,突然呼吸停止,意识丧失，听不到心音，大动脉搏动消失，测不到血压，皮肤黏膜苍白，瞳孔散大。其中前三项是主要判断标志。但是对于非专业医护人员来说，该怎么判断呢？主要可以从以下两方面确认。

（1）拍打患者面部并大声呼叫，如果颈部肌肉松弛，并且没有任何反应，提示意识丧失。

（2）同时用手触摸（需要稍用力）患者一侧颈部（颈动脉部位），感觉一下有没有搏动感。

如果拍打呼叫没有反应，而且没有感觉到动脉搏动，基本上可以判断心源性猝死。应该立即高声呼救，自己或让旁人立即拨打"120"急救电话，会简单急救方法的应该在等待医务人员到达之前开展简单急救。

简单的急救方法怎么操作？

（1）首先让患者躺平，地上、硬板床均可，关键是让患者背部可以贴靠在结实不会凹陷的平面上，以利于心脏按压。

（2）使患者颈部上抬，头颈微后仰，这样可以促使呼吸道通畅。

（3）立即做心脏按压。主要的要领是：

①左手掌置于患者胸骨下 1/3 处（大致在两乳头连线与胸骨交叉部位），右手压在左手上方，十指交叉。

②以每分钟 100~120 次的速度按压。

③用力适度，使胸廓上下活动程度 5~6 厘米（成人），同时胸廓下陷回弹时，有助于及时通气。

④按压应用力均匀，部位准确，且双手用力时不应抬离胸部；也不应用力过猛，否则容易引起肋骨、胸骨骨折。

（4）口对口人工呼吸。如果可以，应该进行口对口人工呼吸，单人进行抢救时，按压与人工呼吸的比例是 30：2，双人分别进行心脏按压和人工呼吸时，人工呼吸的频率是每分钟 10 次。口对口人工

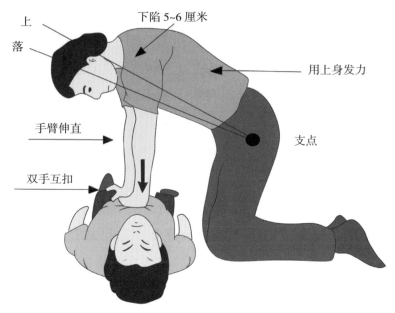

图 29　图心肺复苏操作示意

呼吸的要领是：

①一手捏住患者鼻孔，推开下巴，使其口张开。

②用力吸气后与患者口腔紧密贴合，不要漏气，将气全部快速吹入患者口腔，每分钟 10 次反复（吸，吹）进行。如果能听到患者呼气声最好。

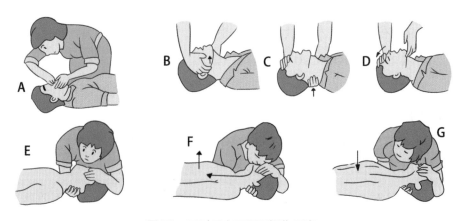

图 30　口对口人工呼吸操作示意

　　经过上述步骤的简易急救，很可能你就把身边发生心源性猝死的患者救活了，这时等着医务人员前来进一步救治。如果没有救活，也不要气馁，继续心脏按压和人工呼吸，一直坚持直到救护人员到来，这很可能为医护人员的急救争取了时间。

（潘俊杰）

预防

心源性猝死的预防需理念先行

埋藏式心脏复律除颤器（ICD）是目前国际公认的心源性猝死的最有效预防手段。国内每年的心源性猝死人数约55万，但ICD植入量仅3000台左右。百万人口ICD植入比例和欧美发达国家相比非常低，造成这种现状的主要原因并不在于顾虑ICD术后的并发症，而是缘于医生和患者对ICD临床应用的价值认知普遍不足。

ICD植入技术本身不复杂，并发症主要是不适当电击。在植入的过程中可以通过几个方面来预防和降低误放电的发生：首先要保证心室的良好感知。其次是采取避免诸如导线磨损的措施。第三，也是更重要的是对术后诊断、治疗参数进行优化设置。关于参数的设置现在有很多的研究，主要是针对一级预防。二级预防的参数相对能有的放矢地设置（主要根据患者之前发生血流动力学改变的恶性室性心律失常频率进行个体化的设置）。有关一级预防的临床研究结果显示，提高识别频率、长识别间期设置和延迟发放治疗等措施可以明显减少不恰当电击。比如现在一级预防患者中，通常电击治疗频率都要求设置在200次/分以上，这样可以大大减少误电击的可能性。第四，减少误放电，重要措施是对可能发生的房颤进行有效的管理，因为很多误电击都是房颤快室率下传引起的。最后，需要指出的是，发生不适当或适当电击后患者要及时就诊、处理，防止后续可能发生的电风暴。

总体来讲，现在大家对 ICD 术后管理的认识和水平越来越高。限制其临床应用的主要还是心源性猝死预防的理念问题。

现在从社会、医生到患者各个层面对猝死防治重视都不够。猝死不同于肿瘤及其他慢性疾病，其发生防不胜防，且发生时患者往往处于年富力强的阶段，对家庭、社会造成的创伤更大，应该引起各方面的重视。

建立心源性猝死的综合防治体系主要有以下几个层面：第一、提高医生对猝死防治的认知和重视。起搏电生理的医生都知道适应证，但其他科室的医生或非起搏电生理专业的心内科医师对此了解并不充分，尤其是一级预防。我们国家二级预防在发达地区的三级医院很多时候能够得到心内科主诊医生的推荐，但能够有机会进行 ICD 二级预防的"死而复生"的人少之又少。实际上，绝大部分面临高危猝死风险的是一级预防患者，主要是心力衰竭和心肌梗死患者。关于一级预防的指南国内外都有，但医生的执行度不高。第二，加强患者层面的宣传，通过多种媒体传播途径，让患者了解、重视心源性猝死及相关预防措施，普及相关常识。第三，加强整体社会层面对心源性猝死的重视。欧美院外心源性猝死抢救成功率约 5%，而我国只有 1% 左右。一方面要加强 AED 等急救设备的普及，同时也要提高大众对 AED 使用、心肺复苏等急救措施的操作水平。还需要从法律层面保障和鼓励大家遇到身旁人发生心脏骤停事件时，敢于且能够正确施救，同时能避免不必要的后续法律纠纷。

建立心源性猝死综合防治体系，我们还有很多工作要做，目前最重要的是要从各个层面提高我们对心源性猝死防治的重视，理念先行，才能从根本上改观现状。

（陈学颖）

预防心源性猝死的神盾

对于高危人群，除了使用药物和定期到医院随访之外，目前预防心源性猝死的"救命神器"还有一个，就是植入ICD，ICD全称是植入式心律转复除颤器。

它是一种体积很小而且能够植入患者胸部或者腹部皮下的医疗设备，是治疗危及生命的室性快速心律失常（心室颤动和室性心动过速）的一个多功能、多程控参数的电子装置。20世纪70年代，美籍波兰裔医生迈克尔·米诺斯基（Michel Mirowski）医学博士发明ICD，并于1980年首次成功应用于人体。ICD通过置于心脏内的电极导线能及时感知患者发生了心室颤动，然后迅速自动使脉冲发生器充电并发放电击能量（整个过程仅15秒钟左右），及时终止心室颤动，挽救生命。ICD电击的成功率几乎可以达到100%。简而言之，它能植入患者体内，全天候监测患者的心率，如果患者心脏出现致命性的心律失常时（如当心室颤动和室性心动过速发生时），能及时有效地自动识别并自动进行放电治疗。

对于猝死高危者，需用ICD预防心源性猝死，其疗效肯定，证据充分。已有多项临床研究证实，ICD治疗对于二级预防的患者可降低猝死风险33%，而一级预防患者，ICD能使患者猝死的危险性降低28%。与其他治疗方法相比,ICD能够将心源性猝死的相对风险降低67%。因此,ICD在猝死的一级与二级预防中都有肯定价值。

ICD对预防心源性猝死有非常好的作用,但是为什么用它的人还这么少呢?

（1）一方面是我们对ICD的认识还非常不到位。一项网络调查显示,虽然有超过四成的网友自我判断应该被列为心源性猝死的高危人群,但超过94%的调研参与者却不知道植入式心律转复除颤器（ICD）可以预防心源性猝死。由此可见,普通大众还不了解ICD是可以预防心源性猝死的。临床上很多患者对ICD存在认识误区,医生跟他说建议植入ICD,他会说装了这个机器就废掉了,电器、手机都不能用,用这种道听途说没有科学依据的理由拒绝植入。而医务人员呢,除了心脏专科医生外,基层医生、全科医生或者其他专科医生可能对ICD也不太了解。

（2）另外,是疾病预防意识问题。很多人觉得ICD只起到一个预防作用,并不能改善症状,也有高危患者存在侥幸心理,觉得心源性猝死是一个概率问题,不一定会轮到自己身上,可能装了ICD之后,一次都没有用上,所以植入ICD可能就没有作用。而我们知道,人的生命只有一次,对于高危人群来说,来不得半点的侥幸。

（3）最后是费用问题和使用年限问题。相对于普通起搏器,ICD相对价格较高,费用通常在8~15万,患者需要自费承担的比例也相对高。而且ICD一般使用年限是4~8年,到年限了,是需要更换的,更换时又是同样一笔费用,对于很多家庭来说,这是一笔不小的开支。

随着人们生活水平的提高,以及对健康意识的增加,越来越多的人通过各种渠道了解到了ICD,这无疑是非常好的现象。相信随着国家医保政策的不断完善,可以让更多需要植入ICD的患者得到良好的治疗。

（陈学颖）

ICD 是什么？有什么用？

患者在医院内发生心室颤动，自被发现到医生实施体外电击操作通常需要 1~2 分钟。而很多心源性猝死患者发生心室颤动时多在夜间，或独自一人在家，旁边缺乏目击见证者，因此没有机会被施救或及时通知 120 急救中心。能不能发明一种装置，它可以植入患者体内，全天候监测患者的心率，如果患者心脏发生过快的跳动（如当心室颤动和室性心动过速发生时），能自动识别并自动进行放电治疗？

ICD 就是这样的装置，ICD 全称埋藏式心脏复律除颤器，是治疗危及生命的室性快速心律失常（心室颤动和室性心动过速）的一个多功能、多程控参数的电子装置。

ICD 属于心脏起搏器的范畴，具有普通心脏起搏器所有的功能，即能够发放脉冲刺激心脏避免心脏停搏。但它与普通心脏起搏器存在以下区别。

（1）ICD 除了能治疗心跳慢外，其主要的功能是终止过快的心室跳动（室性心动过速及室颤），而后者才是其主要功能。

（2）ICD 脉冲发生器比普通心脏起搏器体积大（约大 3 倍，主要是因为其内部电路复杂，包括电容器等），电极导线也比普通起搏导线粗。

（3）价格比普通心脏起搏器贵 1~2 倍。

（4）使用寿命通常较普通心脏起搏器短 2 年左右。随着技术的进步，目前很多 ICD 的使用寿命已经达到 8~10 年。

植入 ICD 后相当于 24 小时携带了除颤器，可以有效治疗危及生命的室性心律失常事件。

（陈学颖）

处方笺

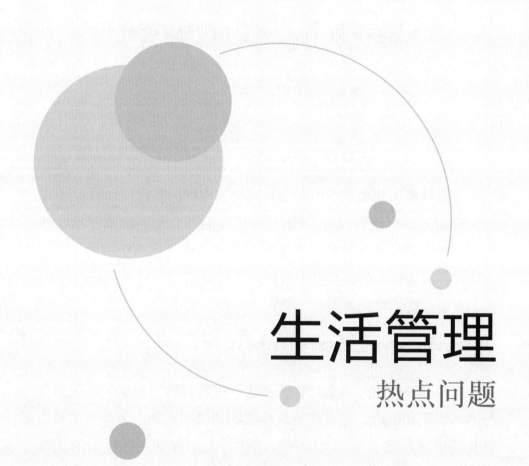

生活管理
热点问题

医师: ＿＿＿＿＿＿＿＿＿＿

临床名医的心血之作……

危险因素

牢记这串数字，让心血管病远离你

心血管疾病死亡率居所有疾病首位，占居民疾病死亡的 40% 以上，特别是农村地区，近 10 年心血管疾病死亡率持续高于城市居民。心脑血管疾病住院费用快速增加，年均增速远高于国内生产总值增速，成为巨大的公共卫生负担。

关爱心脏，我们首先要了解它。

心脏是"劳模"，了解它，呵护它

血液循环的主要功能是物质运输：将营养物质和氧气运送到全身器官组织和细胞，同时将组织和细胞的代谢产物、多余的水和二氧化碳运送到肾、肺、皮肤等排出体外，以保证新陈代谢的正常进行。

血液循环路径中任何一部分发生病变，如心脏的"阀门"打不开（瓣膜狭窄）或关不上（瓣膜关闭不全）、心间隔有"破洞"（房间隔缺损、室间隔缺损）、心肌收缩力不足、肺部疾病、血管病变等，都会直接影响血液循环的正常运行和心脏功能。

知晓"心健康密码"，做到"心中有数"

密码一：60100

"60100"代表静息状态下的正常心率，即每分钟 60~100 次。

心率可因年龄、性别或其他生理因素而产生个体差异。心率变化与心脏疾病密切相关，心率过快或过慢（低于 40 次 / 分）都提示可能存在心脏问题，患者应及时去医院就诊；尤其是伴有心悸、胸闷，甚至晕厥等情况者，更应尽早就医。

密码二：14090

高血压是导致心脑血管疾病的主要危险因素，可促进动脉粥样硬化的发生和发展，且血压水平与心肌梗死、冠心病、脑血管病的发生风险呈正相关。与血压低于 110/75 毫米汞柱者相比，血压为 140~149/90~94 毫米汞柱者发生心血管病的风险增加 2 倍，血压高于 180/110 毫米汞柱者发生心血管病的风险增加 10 倍。

高血压诊断标准是：非同日三次测血压，收缩压 ≥ 140 毫米汞柱和（或）舒张压 ≥ 90 毫米汞柱。高血压患者的降压目标一般为 140/90 毫米汞柱以下；合并冠心病等靶器官损害的高血压患者，血压控制目标更严格。

密码三：2.6

"2.6"代表低密度脂蛋白胆固醇（LDL-C）要控制在理想水平2.6 毫摩尔 / 升以下。

脂质代谢异常是导致动脉粥样硬化和心血管病的重要危险因素，包括总胆固醇（TC）、甘油三酯（TG）、低密度脂蛋白胆固醇（LDL-C）或极低密度脂蛋白胆固醇（VLDL-C）增高，载脂蛋白 B（apoB）增高，高密度脂蛋白胆固醇（HDL-C）降低，载脂蛋白 A（apoA）降低。目前认为，低密度脂蛋白胆固醇具有确定的致动脉粥样硬化的作用。此外，脂蛋白（a）[Lp（a）]增高也可能是心血管病的独立危险因素。

低密度脂蛋白胆固醇（LDL-C）的正常值范围为 3.4 毫摩尔 / 升以下，理想水平为 2.6 毫摩尔 / 升以下。对血脂异常患者而言，LDL-C 控制目标根据目标人群的心血管危险分层制定。《中国成人血脂异常防治指南（2016 年修订版）》明确指出：心脑血管疾病患者为"极高危人群"，LDL-C 控制目标为 <1.8 毫摩尔 / 升；糖尿病患者等"高危人群"LDL-C 控制目标为 <2.6 毫摩尔 / 升；中危、低危人群 LDL-C 控制目标为 <3.4 毫摩尔 / 升。

密码四：5.6

"5.6"代表空腹血糖应控制在 5.6 毫摩尔 / 升以下。

糖尿病是最早被公认的导致动脉粥样硬化的危险因素之一，糖尿病患者的动脉粥样硬化性疾病发生率比非糖尿病患者高 2~4 倍，且发病年龄提前，病变进展迅速，病情也较重。糖尿病患者多伴有高甘油三酯血症或高胆固醇血症，若再伴有高血压，则动脉粥样硬化的发病率明显增高。

糖尿病患者还常有凝血因子Ⅷ增高、血小板功能增强，可加速动脉粥样硬化及血栓形成，导致动脉管腔闭塞。近年来的研究认为，胰岛素抵抗与动脉粥样硬化的发生有密切关系。

糖尿病的诊断标准为：空腹血糖 ≥ 7.0 毫摩尔 / 升或任意时间血糖 ≥ 11.1 毫摩尔 / 升，抑或糖化血红蛋白 ≥ 6.5%。从正常葡萄糖耐量发展为糖尿病会经历一个阶段——糖尿病前期，包括空腹血糖调节受损（IFG）、糖耐量减低（IGT），以及 IFG 和 IGT 并存的状态，统称为葡萄糖调节受损（IGR）。流行病学资料显示，处于这一阶段的人群，在未来数年内可能发展为糖尿病，要是能在这一阶段进行某些干预，则可以逆转或延缓糖尿病的发生。近年来的研究发现，空腹血糖大于 5.6 毫摩尔 / 升是一个很好的预警指标，有助于早期发现糖尿病前期人群，提早进行干预。

密码五：24

"24"代表体质指数（BMI）要低于24千克/米^2，避免超重和肥胖，保护心脏健康。肥胖也是导致动脉粥样硬化和心血管病的重要危险因素。肥胖者血浆甘油三酯及胆固醇水平增高，常合并高血压和糖尿病。保持正常体重，避免超重和肥胖是维护心脏健康的重要措施。体质指数（BMI）是目前最常用的判定肥胖的指标。BMI<18.5千克/米^{2}为体重过低；BMI介于18.5~23.9千克/米^{2}为体重正常；BMI介于24.0~27.9千克/米^{2}为超重；BMI ≥ 28千克/米^{2}为肥胖。

密码六：0

"0"代表不吸烟。吸烟是心血管病的重要危险因素，不吸烟或戒烟对心脏健康有益。

统计资料显示，由吸烟引起的主要死因为心血管病、慢性阻塞性肺疾病和肺癌，男性多于女性。烟草通过使动脉壁产生结构损伤，导致人类血管老化过程提前10年。冠状动脉对烟草中的所有成分均很敏感。烟草中的尼古丁会使血管收缩、血压升高、心肌氧耗量增加，这对已患有冠状动脉狭窄的人来说，更是"雪上加霜"。烟草中的一氧化碳会阻碍氧气输送和利用，加重心肌细胞缺氧，诱发心绞痛、心肌梗死，甚至猝死。此外，吸烟还会影响冠心病治疗药物的疗效。

对健康人来说，戒烟能降低血压和血胆固醇水平，改善血管内皮细胞功能，降低高血压、血脂异常和冠心病的发病率。对冠心病患者而言，戒烟不仅可以改善心肌供氧，降低心血管事件（如心绞痛、心肌梗死和猝死）的发生风险，还可以提高治疗药物的疗效。

心脏要健康，健康生活方式是基础

要遏制心血管疾病的高发态势、积极应对心血管病对人类健康的巨大挑战，努力提高医疗救治水平是一方面，更重要且更有效的措施是，坚持健康的生活方式，积极控制心血管危险因素。导致心血管病的原因是多方面的，既有遗传因素、环境因素、社会因素，也有行为方式因素。

研究表明，导致心血管病的主要危险因素包括年龄、性别、种族、家族史、高胆固醇血症、吸烟（包括被动吸烟）、糖尿病、高血压、腹型肥胖、缺乏运动、饮食缺少蔬菜水果、精神紧张。除前4种危险因素无法改变外，其余8种危险因素均与不良生活方式有关，都是可以通过改变生活方式加以改善和控制的。

所以，从现在开始，行动起来，坚持合理膳食，经常运动，保持理想体重，不吸烟，少饮酒，控制好血压、血糖和血脂，做自己健康的第一责任人，保护心脏，拥抱健康！

（中山医院上海心脏中心）

如何在冠心病发生之前活到 100 岁
——一个公式测冠心病风险

冠心病是指冠状动脉发生动脉粥样硬化病变而引起血管腔狭窄或阻塞，造成心肌缺血、缺氧或坏死而导致的心脏病。主要包括心绞痛和急性心肌梗死两大类疾病，目前已成为威胁人类健康的第一大杀手。因此，对冠心病的防治尤为重要。动脉粥样硬化的发生主要与高脂血症、糖尿病、高血压、肥胖、精神压力等因素有关。其中，高脂血症是导致冠心病最重要的危险因素，当血液中脂类物质过多的时候，脂质就会滞留在动脉血管壁上，使动脉血管壁增厚变硬，导致动脉粥样硬化的发生，诱发冠心病，当冠状动脉上的粥样硬化斑块发生破裂时就会形成血栓，从而堵塞血管，导致急性心肌梗死的发生。因此，想要预防冠心病，必须控制好血脂的水平。

那么，如何活到 100 岁也不得冠心病呢？近日，美国国家心肺和血液研究所心脏病学首席专家、心血管专业的医学泰斗布朗沃尔德（Braunwald）教授在心血管领域的顶级期刊《欧洲心脏杂志》（European Heart Journal）上给出了答案：控制血脂。

那么，如何知道自己得冠心病的风险有多高呢？拿出自己的血脂检查结果和计算器，用一个"公式"算一下就会知道！

一个公式测冠心病风险

布朗沃尔德教授在文章中介绍了一种更准确的、不同年龄段的冠心病风险评估公式，即"胆固醇·年"：胆固醇·年（克·年）="坏"胆固醇（毫摩尔/升）×38（转换常数：由毫摩尔/升转换为毫克/分升）×年龄（岁）/1000。如果胆固醇·年达到临界值——7克·年，则罹患动脉粥样硬化性心血管疾病（ASCVD）的可能性非常高。ASCVD主要包括冠心病、卒中和外周血管疾病，也就是大家常说的心脑血管疾病，具有高死亡率和高致残率。比如一位家族性高胆固醇血症患者的年龄是35岁，"坏"胆固醇为5.2毫摩尔/升（相当于200毫克/分升），那么他的胆固醇·年=5.2×38×35/1000≈7克·年，则该患者在35岁的时候即已经有动脉粥样硬化性疾病了。再比如，一位70岁的患者"坏"胆固醇为2.6毫摩尔/升（相当于100毫克/分升），那么他的胆固醇·年=2.6×38×70/1000≈7克·年，这也是普通人群罹患动脉粥样硬化性心血管疾病的年龄。如果控制好"坏"胆固醇的水平，比如说一位普通人在30岁的时候就将"坏"胆固醇由2.6毫摩尔/升降低30%，达到1.8毫摩尔/升），那么他在70岁时候的胆固醇·年=2.6×38×30/1000+1.8×38×40/1000=5.7克·年，还没有达到临界点7克·年，则他在70岁得冠心病的可能性比较低。如果要满足7克·年的临界值，他还可以再活30年，达到100岁。

什么是"坏"胆固醇？什么是"好"胆固醇？

当胆固醇和低密度脂蛋白在一起时，它通过动脉管道系统被运送至全身各脏器以供使用，若低密度脂蛋白携带的胆固醇过多或动脉内壁的屏障功能不好则容易进入到动脉管壁内，导致动脉管腔逐渐狭窄、阻塞，所以，低密度脂蛋白胆固醇是"坏"胆固醇；而当胆固醇与高密度脂蛋白在一起时则相反，它会被高密度脂蛋白"押运"回肝脏进行降解，从而防止动脉粥样硬化的发生，从而降低冠心病的风险，因此，高密度脂蛋白胆固醇是"好"胆固醇。

上述公式计算值 ≥ 7，血脂"正常"也该降脂了

若胆固醇·年计算值 ≥ 7，即便血脂处于"正常水平"也提示该降脂了，否则将面临较大冠心病风险。教授将年龄与坏胆固醇关联起来，既将冠心病最重要的危险因素高脂血症考虑在内，又结合患者的年龄因素，以综合预测冠心病风险。同时也在提醒大家，即便年龄较低，若坏胆固醇较高也必须引起重视。举个例子，如果一个人从 20 岁起就将血脂长期稳定地维持在 1.8 毫摩尔 / 升以下，他 20 岁时，通过该公式算出胆固醇·年大约是 1.4；等他活到 100 岁时，尽管随年龄增长，冠心病风险逐年升高，但胆固醇·年大约是 6.8，仍然低于 7，即他患上冠心病的风险仍然很低。因此，胆固醇一定是要从年轻时就开始长期地、稳定地控制管理。

如何降低"坏胆固醇"，升高"好胆固醇"水平？

1. 减少饮食摄入

饮食方面要限制食盐摄入量，少吃腌制食物、油炸食品等，多吃果蔬。

中国疾病预防控制中心营养与健康所发布的《中国食物成分表》中提到，在常见食物中，每 100 克可食用部分中胆固醇含量排在前列的有：

猪脑（2571 毫克）、鸭蛋黄（1576 毫克）、鸡蛋黄（1510 毫克）、猪肝（1017 毫克）、鱿鱼干（871 毫克）、咸鸭蛋（647 毫克）、鸡蛋（648 毫克）、虾米（525 毫克）、鸡肝（476 毫克）、猪腰子（430 毫克）。

要控制这些食物的摄入量，高胆固醇血症患者要尽量少吃。

2. 减少胆固醇合成

对普通人来说，增加运动、保持饮食均衡、作息规律是控制胆固醇水平最有效的办法。对于已患有高胆固醇血症的人，则需要额外用药。

他汀类药物是血脂异常药物治疗的基石，推荐将中等强度的他汀作为血脂异常人群常用药物；他汀不耐受者、胆固醇水平不达标者、严重混合型高脂血症者，应考虑调脂药物的联合应用。

他汀是降胆固醇的首选药物，如果吃 1 片效果不好，也不要自行加量。因为增加他汀剂量后，疗效增幅并不显著（约 6%），不良反应风险却大大增加。

最好的办法是在医生指导下，联合使用其他类型的降胆固醇药物。

3. 定期体检

尽早发现胆固醇水平异常才能尽快干预。建议 20 岁以上的成年人，至少每 5 年测一次空腹血脂；具有危险因素者，如男性超过 45 岁、女性绝经后、吸烟、肥胖、有家族病史者，应每半年到 1 年检测一次；缺血性心血管疾病等高危人群，应每 3~6 个月测一次血脂。

控制血脂的同时，应该注意血压、血糖、尿酸等心血管危险因素的协同控制，这些心血管危险因素常常互为因果，"狼狈为奸"。

（赵刚）

饮食

心脏病患者能喝茶和咖啡吗？

常常有朋友会问："医生，心脏病患者能喝茶吗？可以喝咖啡吗？"这个问题比较笼统和宽泛，难以用简单的可以或不可以直接回答。

首先是"心脏病"这个帽子特别宽泛，所有的发生机制和严重程度不同的心脏疾病都是"心脏病"。需要对"心脏病"这个大帽子进行分门别类，不同的心脏病需要关注的注意事项是不大一样的，不能一概而论。

其次，需要了解茶和咖啡的主要成分对心脏有什么作用。我们先了解一下茶和咖啡的主要活性成分，通过现代科学分离和鉴定发现，茶叶中含有机化学成分超过 400 种，无机矿物元素 40 余种。其中茶多酚、生物碱（包括茶碱、咖啡碱、可可碱、胆碱等）、氨基酸、有机酸是最主要的组分，而生物碱是主要的生物活性成分。咖啡豆的化学成分也相当复杂，以碳水化合物所占的成分最多，共占生咖啡豆总重量的 60%，其他还有一些蛋白质、脂肪、丹宁酸、咖啡因、矿物质及其他的微量成分。咖啡因虽然含量不多，但却是最令人注目的成分。

通过上面的一些了解，我们应该通过以下两个层面进行分析，来回答"心脏病患者能不能喝茶或喝咖啡"的问题。

（1）喝茶或喝咖啡，除了喝进去茶和咖啡的主要成分以外，其实最大量的是水。对于心脏功能正常的心脏病患者来说，一般问题不大，但是对于心衰的患者，尤其是中重度心衰患者，大量饮水可能会诱发心衰（一般建议中重度心衰患者每日水的摄入量控制在1.5~2.0升）。因此虽然目前没有研究认为茶或咖啡对心衰有害，但心衰的患者需要控制饮水量。

（2）茶和咖啡中起主要作用的是生物碱和咖啡因，有欣快和提神作用，喝茶或咖啡的朋友应该都深有体会，有时喝完之后甚至心扑扑跳。临床观察也发现，有早搏等心律失常的患者，喝浓茶和咖啡之后，往往早搏数量会增多，症状会比较明显。

综上所述，医生建议：（1）有中重度心衰的朋友，不推荐饮水量过多，如果有喝茶和喝咖啡习惯的朋友，建议在喝的时候控制一下水量。（2）有早搏的朋友不建议喝茶或咖啡，尤其是部分喝了以后症状加重的朋友；如果喝咖啡后没有增加不适感，那么适量喝一些也是可以的。

总之，对于"心脏病患者能不能喝茶、咖啡"这个问题，不能一概而论，适量饮用对于绝大多数心脏病患者是没有问题的，但是心衰患者需要注意控制饮水量，早搏患者应该注意观察饮用后早搏有没有加重。

（潘俊杰）

运动

人老"心"未老

世界卫生组织"全球健康体育活动建议"指出，大于 65 岁的老年人每周应进行 150 分钟的中等强度或 75 分钟的高强度有氧运动，和至少 2 天的肌肉强化活动（即力量／抗阻训练）。美国卫生与公众服务部（HHS）表明，包括平衡训练以及肌肉强化（每周至少 2 天）的多成分运动训练，联合每周进行不少于 3 次至少中等强度的有氧运动，每次持续 30~45 分钟，每个疗程至少进行 3~5 个月，能最有效增加衰弱老年人的机体功能。

抗阻运动

我们常常在小区的健身器材上做的腿部按压、单杠俯卧撑都属于简单的多关节抗阻运动形式；此外，还可以进行适合老人日常生活的坐立运动（选择靠背椅子，双手抱在胸前或者双手握住支撑物，进行坐下起立的动作）、迈起踏步运动（腿脚不便的可以在座位上进行踏步抬至胸前），每周 3 次，每次 10 分钟，持续 4 个月。

有氧运动

建议改变速度和方向的步行、跑步机步行、登台阶、爬楼梯和固定式自行车、舞蹈或水上运动等。每天至少进行 30 分钟的中等强度有氧运动，每周 5 天；或每周至少 3 天，每天进行 20 分钟的高强度有氧活动；或两者相结合。高龄的人群建议每天 20 分钟低强度有氧运动，可片段化进行（上午 10 分钟，下午 10 分钟）。

太极拳、八段锦也是推荐的居家运动的另一种形式，太极拳具有刚柔并济、动静结合、内外协调的特点，动作柔和、缓慢，非常适合老年人健身锻炼（有跌倒风险的老年人建议练八段锦）。太极拳的动作中有专门针对平衡能力的练习，老年人能够通过这些动作充分锻炼自身的平衡能力，对身体柔韧度和灵活性也能够起到极大的锻炼作用；太极拳运动还能调节呼吸、舒缓心情，让心灵达到静态的平衡。

只有通过合理科学、有效的运动才能做到人老"心"未老，去享受更多生活的美好。

（沈杨）

夜间健身，是否伤身？

小王是公司白领，工作朝九晚六，同时，她也很关注自己的身材和健康，饮食清淡，爱好运动，可是苦于每天早出晚归，只能利用晚上时间去健身房运动一下或者在小区跑步。

随着健康观念逐步普及，越来越多的人关注健康、热衷健身。很多早起困难户，抑或白天忙于学习工作的人群，更倾向于在夜间健身。古人有云，日出而作，日落而息，那夜间运动到底是现代人工作之余追求强身健体的有利方式，还是"慢性自杀"呢？

说起夜间健身的好处，那可不少

时间充裕：夜间运动尤其被白天需要工作、学习的伙伴们所喜爱。夜间健身时间更充裕，处理好一天的事务，暂时放空大脑，可以全身心投入运动中。

释放压力：学习或工作了一天，多少会给身心带来压力，这时去健身房或者户外来一场挥汗如雨的运动，有利于释放一天的疲惫，放松劳累的心情，缓解工作的压力。

减少疾病：有研究表明，晨起血液黏稠，是心脑血管疾病的高发时段，夜间健身一定程度上能降低运动时心脑血管疾病发生的风险。

肤白貌美：与此同时，喜欢去户外健身的朋友，在夜间健身还能减少因紫外线对皮肤的损伤。

状态更佳：夜间运动可以消耗一天摄入的食物或者额外摄入的卡路里，也避免晨起锻炼时没力气。与此同时，经过白天的工作，全身筋骨都已活动开，热身的时间缩短，并可耐受更大强度的运动，具有更好的运动表现，睡前 2 小时健身还可以改善睡眠。

提速增肌：科学研究发现，当体温在适宜范围内增加时，可提高神经传导速度，同时肌肉及肌腱的柔韧性和收缩性提高，而人体核心温度在夜间较高。相比较于晨起适合做低强度的有氧运动，下午和晚上健身更适合速度和力量的训练。故需要提升速度、增肌的小伙伴可以考虑夜间健身。

夜间运动有时是一把双刃剑

容易感冒：由于气温的降低，秋冬季节温差较大，运动时酣畅淋漓，运动后体温下降，汗液蒸发带走热量，需要注意保暖避免感冒。

身体不适：如吃完晚餐就运动，会导致腹部不适，建议运动前1~2 小时进食，不仅能避免吃完就动的不适感，也能避免空腹运动导致低血糖或运动表现不佳。

过度兴奋：如果白天已很疲劳或需要熬夜，夜间健身不仅不会缓解压力，还会让身体没有足够的时间休息，极度疲劳后运动甚至会有猝死可能。如果运动量过大或睡前运动，大脑处于高度兴奋状态，不仅不能助眠，还可能会导致失眠、多梦。

安全隐患：夜间户外运动时视野相对较差，可能会导致外伤。很多伙伴喜欢戴着耳机听着音乐在户外运动，如在夜间更要格外注意安全。晚上视线受到影响，在路况不清晰、车流量大的地方，要避免快跑或者冲刺，同时可以在身上、运动装备上贴上反光贴，以便于警示路上车辆。

故而，无论是白天运动还是晚上健身，身体会告诉你对不对。要安全健身，并达到训练目的，不能片面定论，关键是运动前充分热身，结束后适当拉伸，选择适合自己的运动时间及运动强度至关重要，循序渐进并做到持之以恒。

（陈佳慧　程蕾蕾）

生活方式

心脏病与二手烟

　　小明是一名销售人员，前些日子反复出现胸闷、胸痛症状，呈压榨感，伴有左肩部放射性疼痛，活动时症状加重，休息约 5 分钟后症状缓解。此次，小明夜间再次发作上述症状，口服硝酸甘油无效，被家人送至医院。经检查后，明确诊断为急性心肌梗死，快速启动了急诊冠状动脉造影。在随后的详细检查中得知小明无糖尿病、高血压病、高脂血症、肥胖等这些冠心病常见危险因素，同时也排除了血管炎、自身免疫性结缔组织疾病，及冠心病家族史可能；小陈自觉压力不大，平素作息规律，偶也有运动，熬夜少。唯一的危险因素就是香烟，小明本人讲述平素偶有吸烟，但他的工作环境长期存在二手烟，每天待在吸烟环境中最少 5~8 小时，而这种情况已经长达数年。由此可以推断此次发病的罪魁祸首就是二手烟。

　　二手烟亦称被动吸烟或环境烟草烟雾，是指由卷烟或其他烟草产品燃烧端释放出的及由吸烟者呼出的烟草烟雾所形成的混合烟雾。烟草每年使 800 多万人失去生命，其中约 700 万人死于吸烟导致的疾病，约 120 万人死于二手烟暴露导致的疾病。世界卫生组织指出二手烟使肺癌发生率增加 20%~30%，还会增加血液黏稠度，损伤血管内膜可引起冠状动脉狭窄导致冠脉供血不足，增加心血管疾病的发生发作危险。《2007 年中国控制吸烟报告》指出，二手烟增加成人心血管疾病和脑卒中的危险。

那么，怎样预防二手烟呢？

多开窗户通风

如果家中有人有抽烟的习惯，建议每天多开窗通风透气，尤其需要擦桌子、地板，可以有效清除尘埃中的烟叶残留物。

多喝水

在日常生活中应该多喝水，这样可以有效地促进体内的有毒物质排出，同时还要经常锻炼身体，在流汗的过程中，也可以将有毒物质通过汗腺排出。

多吃新鲜蔬果

如果经常处于二手烟的环境中，建议多吃一些新鲜的蔬菜和水果，这类食物中含有大量的维生素，能够有效地将吸入体内的有毒物质排出，比较常见的有苹果、番茄、橙子等。

室内放置植物

建议可以在房间里放一些绿色植物，这样能够有效地防止烟雾污染，而且植物不仅可以吸收空气中的漂浮颗粒，还具有美化环境的作用。

使用空气净化器

如果室内处于封闭的环境，建议可以选择使用空气净化器，最好是采取自然气化的方式加湿，能够快速地吸附大量的烟雾，从而减少吸收二手烟的程度。

（庄蕾）

牢记"六做六不做"，保证心脏不受伤

就像每个人都有自己喜欢和厌恶的东西一样，心脏也有它的好恶。心脏喜欢它的主人有健康的生活方式，因为这样才能使它更健康、更有活力；心脏特别厌恶不健康的生活习惯和行为，因为那样会让它"疾病缠身、未老先衰"。了解心脏的"喜恶"对保持心脏健康非常重要。希望大家能"投其所好"，拥有一颗健康的心脏。

心脏喜爱适度运动，厌恶久坐或过量运动

《中国心血管健康与疾病报告2019》显示，1991-2009年，中国成年居民平均身体活动总量减少了近50%，且目前仍保持进一步下降的趋势。另有调查显示，20岁以上人群经常锻炼的比例仅有14.7%，其中又以20~39岁人群为最低。结合心血管病发病人群年轻化的趋势，我们应该有意识地增加身体活动，以降低心血管病的发病风险。

《中国心血管病风险评估和管理指南》建议：健康成年人应进行每周至少150分钟中等强度有氧运动，或每周至少75分钟高强度有氧运动，或相等量的两种强度运动的组合（如每周100分钟中等强度有氧运动和25分钟高强度有氧运动）；为了健康，身体活动量可

以提高到每周 300 分钟中等强度或每周 150 分钟高强度有氧运动，或相等量的两种强度运动的组合。每次有氧运动应尽可能持续 10 分钟以上，每周 4~5 天。65 岁及以上的老年人、慢性病患者或残疾人，即使不能达到健康成年人的运动量，也应该根据身体状况坚持进行身体活动，避免久坐不动。

需要提醒的是，习惯久坐且具有心血管病高危因素者在进行剧烈运动前，应在医生指导下谨慎地对身体状况进行评估，避免引发不良后果。同时，坚持每天进行一定量的轻体力活动（包括做家务、散步等）也对心血管健康有所裨益。过度或过于剧烈地运动、短时间内过量运动不利于心脏健康，可能造成心肌损伤、心律失常等不良后果。

对城市居民而言，在污染的空气中锻炼反而可能对心肺健康有害，因此，锻炼身体应尽可能去城市绿地等空气质量较好的区域。当室外空气污染较严重时，可选择在室内运动。

心脏喜爱健康饮食，厌恶重口味

西方有句谚语："人如其食。"对于这句话，医生的解读是：你的饮食习惯在很大程度上造就了你的健康状态。2020 年发表在《中国循环杂志》上的《中国健康生活方式预防心血管代谢疾病指南》指出，不健康饮食是造成我国心血管代谢疾病死亡和疾病负担的重要危险因素之一。例如：高盐的"重口味"饮食容易引起顽固性高血压，过量摄入含糖饮料，猪肉等"红肉"及动物内脏等，可通过诱发体内炎症，引起动脉粥样硬化和冠心病。

《中国健康生活方式预防心血管代谢疾病指南》推荐的有利于心脏健康的饮食为：每天摄入主食 250~400 克，粗细搭配，常吃小米、玉米、燕麦、赤豆、绿豆等杂粮杂豆；每天摄入 500 克以上蔬菜水果，水果不以果汁代替；每周摄入 300 克以上鱼类，并建议采用非油炸的烹饪方法；每天摄入 40~75 克肉类，"红肉"不宜多；每周吃鸡蛋 3~6 个；每天食用大豆 25 克，坚果适量（每周 50~70 克）；每天喝液态奶 150~300 克；适量饮茶，绿茶为宜；不喝或少喝含糖饮料；每天摄入食盐不超过 5 克，少吃腌制食品；每天食用油摄入量不超过 25 克，多选用玉米油、豆油、橄榄油等植物油，并定期调换使用。

心脏喜爱平和心态，厌恶负面情绪

研究表明，心理、社会因素可能会促进动脉粥样硬化的发生，严重的甚至可能导致急性心肌梗死和心源性猝死。一些对人的心情造成较大波动的事件，既可以通过造成血管损伤导致动脉粥样硬化，也可以通过影响吸烟等行为因素的方式间接增加心血管疾病发生风险。心尖球囊样综合征就是一种可直接由骤然出现的大悲或大喜的心情诱发的心肌病，因此又被称为"心碎综合征"。冠心病也容易找上脾气暴躁、遇事容易急躁、不善克制、喜欢竞争、爱展示自己才华、对人常存戒心的"A 型性格"人群。此外，抑郁、焦虑、愤怒等情绪也被证实与多种心血管疾病有关。因此，保持积极、平和的心态，避免过大的情绪波动和长期负面情绪，对心脏健康是不可或缺的。

心脏喜爱规律作息，厌恶熬夜失眠

诸多研究表明，每晚睡眠时间过短或过长均会增加心血管疾病发生和死亡的风险。美国国家心肺血液研究所的一项研究发现，睡眠不规律会使中老年人患心血管病的风险倍增。不规律的睡眠，包括熬夜、失眠、报复性长时间睡眠等，一方面干扰人体昼夜节律，另一方面也会加重肥胖、糖尿病、血脂异常等代谢紊乱，从而影响心血管健康。保持规律的作息习惯和充足的睡眠，对维护心脏健康十分重要。

心脏喜爱戒除烟酒，厌恶吸烟和过量饮酒

吸烟在医生眼中无异于慢性自杀。吸烟除了会导致肺部疾病和癌症外，也会对心血管等人体其他器官系统功能造成损害。目前认为，吸烟与高血压、冠心病、动脉硬化、糖尿病、脑卒中等疾病都有关联。2020 年 10 月发表在《美国心脏协会杂志》的一项研究证实，吸烟者所面临的因心血管疾病过早死亡的风险是从未吸烟者的近 3 倍；开始吸烟年龄越早，这一风险越高；尽早戒烟可以大大降低这种风险，且在任何年龄戒烟都可降低这种风险，40 岁之前戒烟的人可将该风险降低 90%。

长期以来一直有观点认为，少量饮酒对心脏健康有益，事实上，目前没有任何确凿的证据表明少量饮酒能促进心血管健康。相反，在 2020 年 10 月召开的长城心脏病学大会暨亚洲心脏病学大会上，有学者根据以往的研究指出，平时不喝酒的人突然在短时间内喝酒，无论饮酒量多少，患心血管疾病的风险都会大大增加。已经有越来越多的学者认为，饮酒不存在安全范围，饮酒量的增加与冠心病、心衰、致命性高血压和主动脉瘤的患病风险相关。从健康角度而言，不饮酒是最佳选择。

心脏喜爱平稳的血压、血糖和血脂，厌恶"三高"

"三高"是臭名昭著的心血管健康杀手，血压、血脂、血糖任意一项异常者，都是心脏病不喜欢"光顾"的对象。因此，"三高"人群应在医生指导下进行积极干预，力求将血压、血脂和血糖平稳控制在合理范围。

高血压患者若无其他伴发疾病或并发症，应将血压控制在 140/90 毫米汞柱以下，若能耐受，可降至 130/80 毫米汞柱以下；糖尿病患者的血压应控制在 130/80 毫米汞柱以下；65~79 岁高血压患者若能耐受，也应将血压控制在 140/90 毫米汞柱以下；80 岁以上高血压患者应将血压控制在 150/90 毫米汞柱以下。

血脂控制的主要监测指标是低密度脂蛋白胆固醇（LDL-C），不同人群应当通过咨询专业医生，以获取相应的目标值。血糖管理的控制目标也因人而异，除监测血糖之外，糖化血红蛋白（HBA1c）也是应当密切关注的指标。除药物治疗和定期监测外，生活方式的综合干预是维护心脏健康的基础。

要遏制心血管疾病的高发态势、积极应对心血管病对人类健康的巨大挑战，努力提高医疗救治水平是一方面，更重要且更有效的措施是，坚持健康的生活方式，积极控制心血管危险因素。导致心血管病的原因是多方面的，既有遗传因素、环境因素、社会因素，也有行为方式因素。

所以，从现在开始，行动起来，坚持合理膳食，经常运动，保持理想体重，不吸烟，少饮酒，控制好血压、血糖和血脂，做自己健康的第一责任人，保护心脏，拥抱健康。

（胡嘉禄）

服药

深海鱼油对心脏有好处吗?

在各搜索引擎中输入"深海鱼油",马上跳出来的是各大购物网站对各种不同品牌"深海鱼油"的售卖广告以及一些对"深海鱼油"功效的介绍。近年来,随着大家对健康的关注度不断增加,深海鱼油俨然已经成了亲朋好友之间互相馈赠的上等好礼,许多朋友从国外回来常会买些深海鱼油送人。于是乎经常有人来门诊询问,"心脏病能不能吃深海鱼油""吃深海鱼油对心脏有好处吗?"那我们就一起来聊聊,深海鱼油对心血管疾病到底有没有好处。

深海鱼油,主要包括 α – 亚麻酸、EPA 和 DHA 三种不饱和脂肪酸,因此也称为 OMEGA–3(中文译为"欧米伽 3"或"欧美加 3")。其实从成分上看,α – 亚麻酸、EPA 和 DHA 并非深海鱼油所特有。目前自然界中,人类所发现含有 α – 亚麻酸最高的是植物紫苏籽,食用油紫苏籽油含 α – 亚麻酸高达 67%。而 EPA 和 DHA 在鱼类动物和海豹中含量均比较高。

有文章这样介绍深海鱼油,"……指从深海中鱼类动物体中提炼出来的不饱和脂肪成分,分别为 EPA 和 DHA。由于营养调查发现人体健康需要不饱和脂肪酸成分维持,而且社会人群饱和脂肪超标,所以大量商业机构开发该类补充品。但是没有任何权威资料证明该品具备治疗高血压等功能，此外受工艺影响，使用需要谨慎。"大家看完这个介绍估计会产生疑虑，不是很多人都说深海鱼油很好吗？

深海鱼油的研究最早起始于20世纪70年代，主要是因为当时的科学家发现，生活在格陵兰岛的因纽特人很少患心血管疾病，推断可能是因纽特人生活中食用深海鱼比较多、OMEGA-3可能在其中起了作用。20世纪80年代至今已有许多关于深海鱼油的研究，主要总结如下。

（1）首先，服用OMEGA-3脂肪酸安全性良好，不良反应很少。

（2）其次，研究已证实，每天服用4克（大剂量）OMEGA-3脂肪酸可以有效降低严重甘油三酯升高（≥500毫克/分升）。但常规服用普通深海鱼油（含量比较低）没有降低血脂的作用。

（3）服用OMEGA-3脂肪酸同时也降低极低密度脂蛋白（VLDL），升高高密度脂蛋白（HDL，即所谓的"好胆固醇"）和低密度脂蛋白（LDL，"坏胆固醇"），从目前的研究数据看，OMEGA-3降低心血管风险的证据不足。

（4）目前尚没有研究证实OMEGA-3可以降血压。

上面的说法可能太过医学学术化，简化一点的说法就是：

（1）服用含OMEGA-3深海鱼油是比较安全的。

（2）目前没有发现OMEGA-3可以降血压，也不能降低心血管风险，许多网站说的"OMEGA-3可以防治心脑血管疾病"的说法目前还证据不足。

因此，可以服用各种正规的含OMEGA-3深海鱼油产品，但不能把它当成防治心脑血管疾病的药品来用，本身有心脑血管疾病（包括冠心病、心肌梗死、脑梗等）的患者更不能停用本来的治疗用药而只服用深海鱼油产品。

（潘俊杰）

辅酶 Q10 可以保护心脏吗？

辅酶 Q10 是美国最常用的营养保健品（dietary supplements），近年来在我国也越来越风靡盛行，在网上搜索"辅酶 Q10"，马上跳出来一堆的商业广告，如在"辅酶 Q10 捍卫心脑健康""辅酶 Q10 不仅能给心脏提供动力，还具有卓越的抗氧化，清除自由基功能，能预防血管壁脂质过氧化，预防动脉粥样硬化，并且无任何毒副作用""辅酶 Q10 具体作用包括帮助保护心脏、保护皮肤、抗疲劳以及防癌抗癌等作用"等。那到底辅酶 Q10 有没有这么神奇的效果呢？

我们先来看看辅酶 Q10 是什么？辅酶 Q10，英文 Coenzyme Q10，又称泛醌（ubiquinone，UQ），是一种广泛存在于自然界的脂溶性醌类化合物，它的结构与维生素 K、维生素 E 与质体醌相似。我们知道细胞新陈代谢需要细胞呼吸，而细胞呼吸最重要的细胞器是线粒体。辅酶 Q10 虽然存在于多数人体细胞中，但在细胞内的线粒体中含量最高，它是细胞呼吸链的组成部分之一（线粒体是细胞的能量中心，是细胞有氧呼吸的主要场所）。由于辅酶 Q10 是脂溶性的，线粒体内膜也是脂溶性的，因而辅酶 Q10 在线粒体内膜上具有高度的流动性，这一特性决定了辅酶 Q10 特别适合作为细胞内一种流动的电子传递体，因此辅酶 Q10 在线粒体内膜上的含量远远高于呼吸链其他组分的含量。从上面这些专业的描述中我们可以知道以下几点信息：（1）辅酶 Q10 是广泛存在于自然界中的一种重要化合物。（2）它是人体细胞呼吸重要功能的组成部分。（3）辅酶 Q10 在细胞的新陈代谢中扮演重要的角色。

辅酶 Q10 这么重要，是怎么被发现和开始研究的呢？1957 年医学家首次发现了辅酶 Q10，第二年，美国化学家卡鲁福·鲁卡斯博士解析了它的化学结构，因此他被称为辅酶 Q10 的研究之父。卡鲁福·鲁卡斯博士活到 91 岁才去世，许多推广辅酶 Q10 的人会一厢情愿地把他的长寿归因于他一直服用辅酶 Q10。但常识告诉我们，在我们这个年代像卡鲁福·鲁卡斯这样的寿命并不少见，所以即使他长期服用辅酶 Q10 也不能认为之间就存在因果关系。

我们先来看看辅酶 Q10 在心衰治疗中的作用。由于辅酶 Q10 在心肌中的含量丰富且在细胞能量代谢中扮演重要角色，而心肌细胞能量代谢障碍在心衰的发生发展中发挥一定作用，因此研究者较早就已经开始了辅酶 Q10 在心衰中作用的研究。从资料上看，早期一些小规模的研究的确显示了辅酶 Q10 可以改善心衰患者的心功能和生活质量，但近年来国际上高质量的随机对照研究（目前评判药物有效性和安全性最好的方法）中，只有 Q-SYMBIO 研究显示辅酶 Q10 可以改善慢性心衰患者的心功能和生活质量（有其他学者质疑该研究没有按照预先设计入选病例，认为其结果值得商榷），而其他研究均显示辅酶 Q10 与安慰剂并无差别。欧美指南和中国指南均指出：除非获得进一步证据，目前慢性心衰治疗中尚不推荐常规补充辅酶 Q10。指南中这句话隐含的意思是，我们人体可以通过饮食摄取和体内合成辅酶 Q10，大多数情况并不缺乏，并不需要进行常规补充；当然，如果体内含量不足，可以服用辅酶 Q10 进行补充。

接下来我们来看看辅酶 Q10 和冠心病之间的关系。辅酶 Q10 被卡鲁福·鲁卡斯博士和后来的许多研究者们认为具有抗炎和抗氧化作用。而冠心病是一种由于冠状动脉狭窄导致心肌缺血缺氧的疾病，许多研究都提示冠心病患者氧化应激水平增加。科学家开始对辅酶Q10能不能给冠心病带来好处进行了许多研究。从研究资料看，近年来几项较大规模高质量的研究均显示补充辅酶Q10并不能使冠心病患者减少心绞痛的发作以及延长寿命。虽然这些研究结果需要被更大规模的研究证实或证伪，但至少目前国内外指南并不推荐冠心病患者常规补充辅酶Q10。

我们再来看看辅酶Q10对高血压患者有没有帮助。通过查阅资料，到目前为止共有三项辅酶Q10对高血压作用的随机对照研究，除了一项没有提供患者详细背景资料的研究（研究质量较低）认为辅酶Q10可以降低血压外，另外两项研究均认为辅酶Q10没有降压作用。因此，目前国内外指南也没有推荐高血压患者常规补充辅酶Q10。

综上所述，辅酶Q10是人体细胞的一种重要组成部分，参与人体新陈代谢和细胞呼吸。但是，从目前的研究资料来看，不论是慢性心衰、冠心病，还是高血压、高脂血症和糖尿病，尚没有确切证据显示常规补充辅酶Q10可以带来好处，因此各国指南目前均未做推荐。当然，如果体内由于某些原因缺乏辅酶Q10，进行适当补充，对心脏应当是有益的。从研究数据来看，辅酶Q10总体安全性相对较高，适当补充一些也是可以的。

（潘俊杰）

处方笺

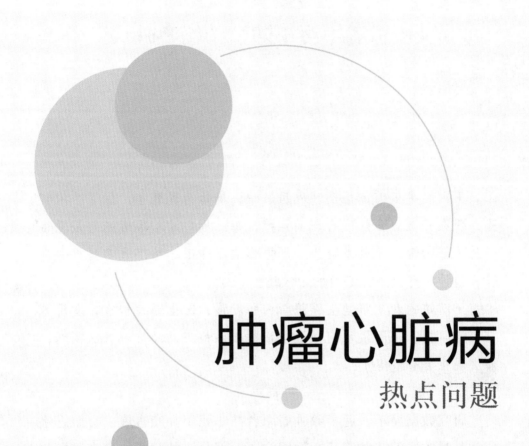

肿瘤心脏病

热点问题

医师：＿＿＿＿＿＿＿＿＿＿

临床名医的心血之作……

抗癌 "护心"

肿瘤患者不可不防 "肿瘤心脏病"

王阿姨半年前体检发现乳房肿块，确诊为乳腺癌，做了手术切除，现在正在做化疗联合靶向治疗，每三周一次。最近她总是觉得一阵阵地心慌，尤其是晚上，严重影响了睡眠，整个人都显得很憔悴，精神状态比刚开好刀的时候还差。

王阿姨的女儿陪她去医院心内科就诊，医生通过检查，发现她有室性早搏。王阿姨术前做过全面的心脏检查，没发现什么问题，怎么现在会有早搏呢？

研究数据显示，近半数肿瘤患者并非死于肿瘤进展，心血管疾病为其最主要的非肿瘤死亡原因之一，部分抗肿瘤药物可直接导致或增加肿瘤患者的心血管疾病发生风险，正因为此，一门新兴交叉学科——肿瘤心脏病学应运而生。那么什么是肿瘤心脏病呢？

肿瘤心脏病常见情况

1. 肿瘤治疗可能导致心功能损害

各种治疗恶性肿瘤的方法，如化疗、放疗、靶向治疗、内分泌治疗及免疫治疗等，均有不同程度的心血管毒性。例如，格列卫

（化学名为"甲磺酸伊马替尼片"）对某类白血病有效，但该药物可能引起或加重水肿，心功能减退的肿瘤患者应谨慎使用。另外，新型抗癌药，如程序性细胞死亡蛋白-1（PD-1）及其配体（PD-L1）抑制剂等，可使少部分肿瘤患者（1%~2%）发生免疫性心肌炎，根据报道，死亡率高达46%。

2. 肿瘤与冠心病等心血管病变并存

随着人口老龄化加剧，不少肿瘤患者往往已合并高血压、心律失常、冠心病等，甚至已植入心脏起搏器或冠状动脉支架。无论采取哪种抗肿瘤手段，健全的心脏功能是治疗的"基石"，心血管疾病患者的抗肿瘤治疗常"进退维谷"。以冠心病患者为例，曾发生心肌梗死者需长期服用抗血小板聚集药物，而肿瘤手术治疗对凝血功能有要求。若不能权衡两者，稍有不慎，无论术中出血还是再发心肌梗死，均可危及生命。

3. 心脏肿瘤

常听闻肝癌、肺癌、肠癌，"心癌"却很少出现在大众视野。确实，相比其他脏器，累及心脏的良、恶性肿瘤比较少，但并非就没有，黏液瘤、血管肉瘤等均为心脏原发性肿瘤。另外，身体各部位的恶性肿瘤细胞可通过血液或毗邻器官到达心脏，造成继发性心脏肿瘤。

治疗肿瘤，勿忘监测

肿瘤患者必须意识到，放疗、化疗等抗肿瘤治疗方法不但会引起脱发、呕吐等不良反应，也会影响心脏健康。患者更应时刻关注心脏情况，别让肿瘤治疗"伤了心"。肿瘤患者的心脏监测应涵盖以下内容。

（1）心电图检查：心电图是心血管病变的首选诊断方法，可为各类心脏疾病的诊断、疗效评价、预后评估提供重要依据和参考。

（2）心脏超声检查：能客观反映心脏结构与功能，早期察觉心肌细胞损害。其中，左心室射血分数（LVEF）是肿瘤患者须重点关注的指标。

血清心肌损伤标志物：可评估肿瘤患者是否发生了心肌损伤，最常用的指标有肌钙蛋白、脑钠肽等。

其他检查：肿瘤治疗相关的心血管毒性可表现为心力衰竭、心律失常、动脉粥样硬化、高血压、血栓栓塞、血脂异常、肺动脉高压，以及心脏瓣膜病、心包病变等。评估肿瘤治疗是否引起或加重心血管病变，常需灵活应用多种检查方法，如 24 小时动态血压监测、冠状动脉 CTA、心脏磁共振、心肌核素显像检查等。

目前，国内多家医院已开设肿瘤心脏病多学科联合门诊，可对肿瘤患者治疗全程的心功能改变进行定期监测，并提供个体化诊疗方案。

肿瘤患者往往需使用多种药物或治疗手段，对心血管可能产生潜在、交互作用。不同患者出现心脏毒性的时间差异大，甚至有远期并发症。患者应在抗肿瘤治疗前、中、后坚持心脏监测，不可懈怠。感觉不适时尽早就医，切莫因怕麻烦而延误治疗。

（程蕾蕾）

肿瘤患者应该知晓的"护心法则"

纵观世界各国，恶性肿瘤和心血管病均为严重威胁人类健康的主要杀手。根据统计，我国平均每分钟有 7.5 人被确诊为癌症；而《中国心血管报告 2018》显示，我国每 10 个因病致死的人中就有 4 个心血管病患者，真可谓"家家都有心脏病"。新近的研究发现，这两类疾病常常协同作恶，恶性肿瘤与心血管疾病的关系剪不断、理还乱。

是药三分毒，治疗肿瘤的药物和放疗射线，难免杀敌一千、自损八百。而心肌细胞与身体其他部位的绝大部分细胞不太一样，心肌细胞是终末分化细胞。这是什么意思呢？举个例子，我们的皮肤细胞，坏死了之后能够再生，重新长出新的细胞。但是，心肌细胞却不行，基本不具备再生的能力。也就是说，人体心脏的细胞几乎是恒定的，心肌细胞坏死之后会形成瘢痕，而瘢痕就丧失了收缩和舒张的能力。这也就是为什么心肌梗死是非常凶险的急危重症，因为心肌细胞没有储备和代偿。因此，各种肿瘤治疗药物和放疗的射线造成的心血管毒性特别需要关注。

那肿瘤患者应该怎样保护心脏，避免"生了肿瘤，栽在心脏"呢？

恶性肿瘤与心脏病的发生发展常源于不良生活方式。肿瘤患者除遵医嘱进行治疗外，还需做好长期的健康管理。

（1）坚持健康生活方式。生活规律，睡眠充足，劳逸结合，戒烟酒，少吃动物脂肪、动物内脏，低盐饮食，增加蔬果类、海鱼和谷物摄入量。

（2）适当锻炼。运动可以降低一般人群的心血管病发生风险，对肿瘤患者同样如此。肿瘤患者应尽量保证每周运动 150 分钟，保持健康体重。

（3）防控糖尿病。越来越多研究证明，高血糖与心血管疾病之间可能存在共同的发病基础。既往没有糖尿病的肿瘤患者应每年至少检测 1 次空腹血糖；合并血糖异常的肿瘤患者须及时、规范治疗，并严密监测血糖变化。

（4）管控心血管疾病危险因素。血压正常的肿瘤患者，每年至少测 1 次血压；合并高血压的肿瘤患者须遵医嘱服药，将血压控制在 140/90 毫米汞柱以下，并每日早晚监测血压情况。部分患者使用激素类抗肿瘤药后，可出现血脂骤升，应予以重视。

（5）保持心情愉悦。据统计，肿瘤合并心脏病的患者，发生抑郁或者焦虑的概率接近 100%，抑郁和焦虑在疾病进展中发挥着重要作用，也是影响疾病预后的重要因素。自我调适以及家人的支持对肿瘤患者的心血管健康也是至关重要的。

（程蕾蕾）

乳腺癌内分泌治疗会影响血脂吗?

　　王阿姨今年 53 岁,三年前因为乳腺癌做了手术,手术以后又经历了化疗和靶向治疗,呕吐、脱发这些反应总算都一一熬过来了,现在只要每天吃内分泌治疗的药物就可以了,每半年去医院复查一次,总体情况良好。今天,王阿姨去医院拿上周复查的验血报告单,一看血脂那几项上上下下箭头好几个,一下就慌了神,赶紧拿去给医生看,医生说是血脂高了。王阿姨有点想不通了,自从得了乳腺癌,自己饮食方面很注意,吃东西挺清淡的,每天晚上还去跳广场舞,怎么会血脂高了呢?

　　像王阿姨这种情况,其实并不少见,我们来帮她分析一下吧。

　　首先,在我们的传统观念中,得了肿瘤或者是开过刀,都是大病,要补身体,今天鸽子汤,明天黑鱼汤,殊不知,蛋白质等营养成分主要在肉里面,汤里大多是脂肪和嘌呤。此外,得了大病要静养,整天不是躺着就是坐着,长此以往,摄入的热量和脂肪增多,消耗却减少,不但会血脂升高,还可能使血糖、尿酸增高。

　　其次,雌激素对女性的心血管系统具有保护作用,它可以降低低密度脂蛋白胆固醇,升高高密度脂蛋白胆固醇,对抗动脉粥样硬化。像王阿姨的年龄，正处于更年期前后，体内雌激素的水平开始下降，激素水平的紊乱有引起血脂升高的可能。

另外，引起王阿姨血脂升高可能性最大的原因来自她服用的乳腺癌内分泌治疗的药物。乳腺细胞的生长发育受雌激素与孕激素的影响，而大多数乳腺癌细胞表面存在雌激素受体（ER）和孕激素受体（PR），它们俩就像长在细胞上的耳朵，可以听到相应的性激素信号，并将其传递到细胞内部，从而刺激细胞生长。乳腺癌手术切除的肿块都会做病理检查，其中就包括了相关分子标志物——ER 和 PR。ER 和 PR 的检查对于评估内分泌治疗的效果及判断乳腺癌患者预后具有重要意义。ER 和 PR 阳性说明细胞分化较好，恶性程度相对较低，患者可以从内分泌治疗中获益。内分泌治疗常用的药物包括他莫昔芬、来曲唑、阿那曲唑、依西美坦等，一般需要服用 5~10 年。这些药物主要是通过降低体内雌激素的水平来控制乳腺癌细胞的生长，减少乳腺癌复发的概率。这样就不可避免地会造成血脂代谢的紊乱，表现为血脂的升高。国内外的乳腺癌相关指南都要求使用内分泌治疗的患者要定期随访血脂。

像王阿姨这样生活中做到了健康饮食和规律运动，在内分泌治疗随访过程中出现了血脂升高，多半是由于内分泌治疗药物引起的。

我们帮王阿姨找到了引起她血脂升高的"罪魁祸首"，那下一步应该怎么办呢？在接受乳腺癌内分泌治疗的过程中，发生了血脂的增高，内分泌治疗当然要继续进行下去，否则会有乳腺癌复发的风险，此外要再梳理一下自己的生活方式，包括饮食习惯、运动方式还有没有可以改进的地方，同时需要根据血脂检查结果，请医生开具相应的降脂药物处方进行干预。

（曾军　程蕾蕾）